Stark mit ADHS

Ein Toolkit für Frauen

KATE MORYOUSSEF

Stark mit ADHS

Ein Toolkit für Frauen

Entdecke dein wahres Ich und entfalte dein volles Potenzial

DK

Inhalt

Einführung

Wie geht es dir? Wie geht es dir *wirklich*? Als Erwachsene sein Leben mit nicht diagnostizierter Aufmerksamkeitsdefizit-Hyperaktivitätsstörung (ADHS) zu verbringen, kann sich anfühlen, als würde man mit einem Rucksack voller Steine in den falschen Schuhen herumlaufen und sich dabei fragen, warum das alles so schwerfällt. Ich glaube, es gibt einen besseren Weg. Genau darum geht es in diesem Buch. Aber zunächst einmal soll der Blick auf den aktuellen Stand der Forschung zu ADHS bei Frauen geworfen werden …

ADHS bei Frauen

Bis vor Kurzem noch ist ADHS bei Mädchen und Frauen meist übersehen worden. Bei den wenigsten wurde es im Kindesalter diagnostiziert. Bei den meisten, wie auch bei mir, geschah dies erst später im Leben. Ab den späten 1980er-Jahren galt ADHS (oder ADS, Aufmerksamkeitsdefizitstörung, wie es damals hieß) als etwas, das nur Jungen betraf. Hauptkennzeichen war, dass die Jungen in der Schule nicht stillsitzen konnten oder wollten. Sie wurden als störend, desinteressiert und ungezogen abgetan.

In den letzten Jahren hat man erkannt, dass sich ADHS bei Frauen ganz anders äußern kann als bei Männern. Bei Mädchen und Frauen werden hyperaktive Züge aufgrund traditioneller Geschlechtskonditionierung oft internalisiert (und häufig als Angststörung und/oder Depression diagnostiziert). Auch Hormone spielen eine Rolle dabei, wie und wann sich ADHS äußert. Obwohl manche Frauen zwar die Zappeligkeit aufweisen, die man oft bei Männern beobachtet, weiß man heute, dass sich ADHS bei ihnen auf vielfältige Weise äußern kann. Dazu gehören Perfektionismus, Schlaflosigkeit, Vergesslichkeit, Desorganisation, Tagträumen, Grübeln, Ruhelosigkeit, Überforderung, Stimmungsschwankungen und Konzentrationsschwäche.

Das Stereotyp darüber, wie ADHS aussehen soll, führte dazu, dass ADHS-Merkmale bei Frauen und Mädchen viel zu lange missverstanden und unzureichend erforscht wurden. Es ist wichtig, dass die vielen unterschiedlichen Symptome und Merkmale der ADHS-Ausprägung bei Mädchen und Frauen als solche erkannt werden, damit Gesundheits- und Bildungsfachkräfte darauf achten und mehr Unterstützung bieten können.

Erste Schritte zu mehr Verständnis

Derzeit gibt es noch keine Studien zu ADHS bei Frauen im Vergleich zu Männern, für die signifikante wissenschaftliche und medizinische Ergebnisse vorliegen.[1] Die medizinische Forschung fokussiert sich auf das gleichzeitige Auftreten von ADHS mit Autismus, Lese- und Rechtschreibstörung, Dyskalkulie und Dyspraxie. Vieles von dem, was ich in diesem Buch teile, verdanke ich meiner Arbeit als Moderatorin des *ADHD Women's Wellbeing Podcast,* als anerkannte EFT-Praktikerin (Emotional Freedom Technique) und als Gesundheits- und Wellness-Coach. Im Podcast spreche ich mit führenden ADHS-Fachleuten, die ihr Wissen mit unseren Zuhörerinnen teilen – einer starken Community von Frauen mit ADHS.

Dieses Wissen hilft diesen Frauen, eigene Schlussfolgerungen über ADHS und deren Auswirkungen zu ziehen. Wir stehen erst am Anfang der Reise, aber ich hoffe, dass dieses Buch dir neue Erkenntnisse, ein besseres Verständnis, praktischere Strategien und viel Selbstmitgefühl vermittelt, damit du mehr Lebensqualität genießen kannst. Besonders wünsche ich mir, dass du dich als Teil dieser wachsenden Gemeinschaft brillanter Frauen mit ADHS fühlst.

Du verdienst Wertschätzung – von anderen und, am wichtigsten, von dir selbst.

Die Bedeutung von Selbstakzeptanz

Meine Klientinnen mit ADHS kommen meist mit dem Wunsch nach Heilung zu mir. Aber ich möchte dir heute sagen, was auch schon mir gesagt wurde: Du brauchst keine Heilung. Es ist kein persönliches Versagen, dass du vielen Herausforderungen gegenüberstehst. Die Ursachen sind genetischer, biologischer und – ganz wichtig – neurologischer Natur. Du bist nicht faul, dumm, unhöflich, seltsam, zerstreut oder egoistisch: Du hast ADHS mit neurodivergenter Gehirnverdrahtung. Das kann sich täglich auf deine geistige und körperliche Gesundheit auswirken.

Auch wenn du es noch nicht spürst: Du bist brillant. Dieses Buch zeigt dir, wie du deine kognitiven Fähigkeiten nutzt, alle Konditionierungen – das Sollen, die Bedürfnisse und das Müssen – loslässt und dir die Erlaubnis gibst, du selbst zu sein.

Ein Leben lang wurde Frauen mit ADHS erzählt, es gebe nur einen geraden Weg, um von A nach B zu gelangen, aber das stimmt nicht. Du darfst dein Leben müheloser und einfacher leben, und ja, das mag anders aussehen als der Weg anderer, aber anders ist nicht falsch. Es ist Zeit, deine eigene Reise anzutreten.

Meine ADHS und ich

Obwohl es im Buch um viele allgemein bekannte Merkmale von Frauen mit ADHS gehen wird, hat jede von ihnen ihren eigenen Weg. Ich persönlich habe nie verstanden, warum ich so stressempfindlich bin und warum meine Angst und meine Wut beim kleinsten Anlass zum Vorschein kommen, während andere um mich herum völlig ruhig bleiben. Ich spürte einen Anstieg körperlicher Energie, den ich nicht erklären konnte. Oft musste ich mich morgens und idealerweise noch einmal nachmittags bewegen, um die wachsende Unruhe in mir loszuwerden. Meine Hyperaktivität war äußerlich nicht leicht zu erkennen, aber innerlich brodelte sie wie Lava, bereit, jederzeit auszubrechen.

Meine ADHS zeigte sich subtil und schaffte es trotzdem, meine Ausbildung und Karriere zu beeinflussen. Mein Gehirn ratterte unermüdlich, obwohl ich eigentlich nur wollte, dass es still ist. Ständig malte es mir katastrophale »Was-wäre-wenn«-Szenarien (besonders nachts) aus, bis mein Herz raste und mein Bauch schmerzte. Ich war noch nicht diagnostiziert, als meine internalisierte Angst, die ich erst mit 30 entdeckt hatte, bei mir ein Reizdarmsyndrom (RDS) auslöste. Ich bekam Medikamente gegen Übelkeit und sollte Milchprodukte meiden. Das war alles. Es gab kein Gespräch über die Darm-Hirn-Verbindung und darüber, wie sich Stress und Sorgen auf die Darmgesundheit auswirken können und umgekehrt.

Erkenntnis und Diagnose

Meine ADHS-Diagnose erhielt ich erst mit 40 Jahren, als auch meine damals neunjährige Tochter diagnostiziert wurde. Beim Homeschooling während der Covid-19-Pandemie bemerkte ich bei ihr Wesenszüge, die ich von mir selbst sehr gut kannte. Doch erst als ich einen Artikel über ADHS bei Mädchen las, wusste ich, dass es das war, womit wir beide zu kämpfen hatten.

Obwohl sich die ADHS bei uns beiden unterschiedlich manifestiert – was oft der Fall ist – wusste ich, dass ich mich dafür einsetzen muss, dass wir beide diagnostiziert werden. Von diesem Moment der Selbstdiagnose an veränderte sich unser Leben. Anfangs war da Trauer, aber bald darauf auch Erleichterung. Ich begann, mein Leben besser zu verstehen, und mir wurde klar, dass es Millionen anderer Frauen wie mich gab.

Ich habe meine Diagnose seit fast fünf Jahren und verstehe sehr gut, wie sich eine nicht diagnostizierte ADHS auf das Leben von Frauen auswirkt. Die Symptome reichen von einem erschreckenden Mangel an Selbstvertrauen bis hin zum Gefühl, nichts im Leben zu leisten. Das ständige Maskieren, Überkompensieren und Zweifeln an sich selbst kann zu chronischer Erschöpfung führen. Studien haben gezeigt, dass neurodivergente Frauen etwa 30 % häufiger unter Burn-out leiden als neurotypische Frauen.[2]

Die Symptome sehen

ADHS kann die psychische Gesundheit beeinträchtigen und Angstzustände, Depressionen, Zwangsstörungen (OCD), Schlaflosigkeit, Reizbarkeit und Wut verstärken. Erste Studien zeigen, dass ADHS durch weibliche Hormone beeinflusst wird und die Symptome von prämenstrueller dysphorischer Störung (PMDD), Endometriose, postnataler Depression und früher Perimenopause verschlimmert. Es kann sich auch in stressbedingten Erkrankungen wie Reizdarmsyndrom, Fibromyalgie, Chronischem Erschöpfungssyndrom (CFS), Schilddrüsenproblemen, Ekzemen, Nebennierenschwäche, chronischen Schmerzen, Migräne und Autoimmunerkrankungen manifestieren. Die wissenschaftlichen Zusammenhänge müssen noch erforscht werden.[3]

Ich versichere dir, dass alles einfacher wird, sobald du dir deiner ADHS bewusst wirst. Es kann dir den Zugang zu mehr Unterstützung ermöglichen (auch zu Medikamenten, falls du das möchtest). Dennoch müssen Frauen mit ADHS lernen, jeden Tag zu meistern, die Vergangenheit zu verarbeiten und loszulassen, Stress abzubauen und sich selbst und ihren Mitmenschen mehr Mitgefühl und Vergebung entgegenzubringen. Dann können sie sich darauf einlassen und dem Gehirn erlauben, sich selbst zu helfen, um zu wachsen. Bei diesem Prozess möchte ich dich unterstützen.

Egal, ob du bereits eine Diagnose hast oder nicht, denke daran: Du bist genug.

So benutzt du dieses Buch

Dieses praktische Toolkit hilft dir bei den täglichen Herausforderungen. Es bietet Tipps für jeden Tag und berücksichtigt, dass du in verschiedenen Lebensphasen unterschiedliche Dinge benötigst. Es zeigt dir, dass du stark genug bist, um Entscheidungen zu treffen und ohne Angst im Hier und Jetzt zu leben. Du findest in diesem Buch viele praktische Ideen, wie du dich selbst oder andere Menschen mit ADHS unterstützen kannst.

Du kannst das Buch auf jeder beliebigen Seite aufschlagen und einfach eintauchen. Es ist aber auch ein Leitfaden zur Entdeckung deines wahren Ichs, egal ob vor oder nach der Diagnose. Es wird erklärt, warum sich viele Frauen mit ADHS so verhalten und denken, wie sie es typischerweise tun, geht auf die Probleme ein, mit denen sie konfrontiert sind, und bietet Lösungen und Hilfsmittel.

Jedes Kapitel beschreibt ein Problem oder ein zu erreichendes Ziel, bevor es detaillierter auf die einzelnen Punkte eingeht. Anschließend wird die Frage gestellt: »Was kann ich tun, um es besser zu machen?« Dabei stellen wir dir konkrete Strategien vor, die auf diesem Weg hilfreich sein können. Nicht jedes Hilfsmittel ist für jede zu jeder Zeit das Richtige, aber mit einer Reihe auf ADHS zugeschnittener Ratschläge findest du das Richtige für dich. Außerdem werden Meinungen und Erkenntnisse führender ADHS-Fachleute und von Frauen mit ADHS vorgestellt. Ich habe auch Momente der Besinnung und Anregung hinzugefügt, um dich zu dabei unterstützen, das Beste aus deiner eigenen Reise herauszuholen.

Vor allem hoffe ich, dass die folgenden Anleitungen dir zeigen, dass es in Ordnung und sicher ist, präsent zu sein. Die tägliche Anpassung und Aktualisierung von Gedanken, Verhaltensweisen und Gewohnheiten sowie ein tieferes Verständnis von ADHS weisen dir den richtigen Weg und verhelfen dir zu mehr Zufriedenheit im Leben. Es ist an der Zeit, deine Vergangenheit zu verstehen, die Gegenwart zu akzeptieren und zu lernen, wie du deine Zukunft gestalten kannst.

KAPITEL 1

Erwecke dein wahres Ich

Bevor es gleich um die spezifischen Symptomen von ADHS geht, wird erst einmal eine solide Grundlage geschaffen. In diesem Kapitel erkläre ich, was ADHS ist und wie sie Betroffene individuell unterschiedlich beeinflussen kann. Was sind die Höhen und Tiefen und wie kannst du Selbstakzeptanz erlangen?

Was bedeutet es, ADHS zu haben?

Es gibt keine allgemeingültige Interpretation von ADHS. Obwohl die Definition auf dem Papier einfach ist, fühlt sich die tatsächliche Erfahrung für jeden Menschen anders an.

ADHS ist eine neurologische Entwicklungsstörung, das heißt, sie hängt mit der Entwicklung von Gehirn und Nervensystem zusammen. Es wird angenommen, dass sie eine genetische Komponente[4] hat und durch äußere Stressfaktoren beeinflusst wird. Gängige ADHS-Tests zeigen, dass sich die Störung unterschiedlich äußern kann: meist Hyperaktivität, Impulsivität und Unaufmerksamkeit oder eine Kombination dieser drei.

Wissenschaftliche Erklärungen sind zwar hilfreich, aber sie decken nur die halbe Wahrheit ab. Wie fühlt sich ADHS also *tatsächlich* an? Jeder Mensch empfindet ADHS anders, Überforderung und Angst gehören aber meist immer dazu. Leider bleiben die Anzeichen bei Frauen oft unbemerkt, weil sie darauf konditioniert wurden, diese zu verbergen. Frauen mit ADHS hören oft den Satz: »Du wirkst immer so perfekt organisiert.« Und gleichzeitig schreien sie innerlich: »Ich habe zwanghafte Überlebensstrategien entwickelt, um nicht den Überblick zu verlieren, mein Kind zu vergessen oder meinen Job zu riskieren!«

ADHS kann erschöpfend und kräftezehrend sein. Oft werden betroffene Frauen von Ärzten abgewiesen oder bekommen Medikamente verschrieben, die nur an der Oberfläche kratzen, obwohl sie instinktiv wissen, dass in ihrem Gehirn und Körper etwas ganz anderes, ziemlich Verheerendes vor sich geht.

ZUSÄTZLICHE ERKRANKUNGEN

ADHS tritt häufig mit anderen Erkrankungen wie Autismus (oft als AuDHS bezeichnet), Zwangsstörungen, Depressionen, Angststörungen, bipolaren Störungen, Lese- und Rechtschreibstörung, Dyskalkulie, Essstörungen und Abhängigkeitserkrankungen auf.

Die Diagnose

Die Diagnose ADHS kann für viele Frauen lebensverändernd sein, so auch für mich. Als ich die Diagnose bekam, empfand ich viele widersprüchliche Gefühle. Doch zumindest musste ich nicht länger hinterfragen, warum ich mich so verhielt, arbeitete, fühlte und handelte, wie ich es tat.

Wenn man eine offizielle Diagnose erhalten möchte, sollte man einen Termin mit seinem Arzt oder seiner Ärztin vereinbaren, am besten mit einer Fachärztin oder einem Psychiater, die auf ADHS bei Erwachsenen spezialisiert sind. Eine gute Vorbereitung auf das Gespräch ist wichtig, um für sich selbst eintreten und erklären zu können, warum man glaubt, ADHS zu haben. Man sollte mit einer Person sprechen, die gut informiert und einfühlsam ist und die Unterstützung und Rat bietet. Eine Zweitmeinung kann jederzeit eingeholt werden. Und vergiss nicht: Die ADHS-Community hört dir immer zu und hilft.

Nach der Diagnose kann jeder Tag einen Wirbelsturm von Emotionen mit sich bringen: Hochgefühl, Überwältigung, Erschöpfung, Dankbarkeit, Wut, Akzeptanz, Scham und Aufregung. Während ich meine eigene Geschichte verarbeitet habe, stellte ich fest, dass viele andere Frauen weltweit ein ähnliches Leben führten. Ich beschloss, alles über ADHS herauszufinden, um mir, meinen Kindern und den vielen Frauen, die ich heute täglich unterstütze, zu helfen. Nur mit einem gesteigerten Bewusstsein kannst du dir Strategien erarbeiten, um Strukturen aufzubauen, die für dich und nicht gegen dich arbeiten. Dazu gehört es, neue Grenzen zu setzen und die Welt nach deinen Bedürfnissen neu zu entdecken. Und es gibt ganz neue Gebiete zu erobern!

ERFAHRUNGEN

Die Diagnose ADHS hat mein Leben verändert. … Ich bin viel netter zu mir, akzeptiere meine Schwierigkeiten besser und konzentriere mich auf meine Stärken.

Ornitha, 49

Die Bedeutung einer Diagnose

DR. HANNAH CULLEN, Psychologin, spezialisiert auf die Beurteilung und Behandlung von ADHS bei Erwachsenen

»Die Veränderung bei einer Klientin mitzuerleben, die gerade mit ADHS diagnostiziert wurde, ist für mich immer ein bemerkenswerter Moment. Eine meiner Lieblingsreaktionen stammt von einer Klientin Mitte 30, die nach Erhalt ihrer ADHS-Diagnose erklärte: ›Es ist, als wäre in einem dunklen Raum endlich ein Licht angegangen.‹

Dieser Moment der Erleichterung wird aber bald von einer Vielzahl von Emotionen abgelöst. Patientinnen, die erst spät im Leben diagnostiziert werden, empfinden oft ein Gefühl von Trauer und Verlust, da das Leben mit einer frühzeitigen Diagnose vielleicht anders und einfacher verlaufen wäre.

Viele meiner Klientinnen haben ihr Leben lang Ablehnung erfahren und berichten, dass sie sich ›anders als andere‹ fühlen. Als Kinder wurden sie oft als ›zu sensibel‹, ›zu laut‹, ›zu wütend‹, ›zu chaotisch‹ oder sogar als ›dumm‹ bezeichnet. Dies prägt die innere Stimme des Kindes und wie es sich als Erwachsener in der Welt zurechtfindet. Der harte und kritische innere Dialog einer Klientin ohne ADHS-Diagnose ist geprägt von Selbstvorwürfen, Selbstkritik und übermäßiger Sorge.

Für Erwachsene mit ADHS-Diagnose ist es wichtig, einen sicheren und behutsamen Raum zu haben, um diese schwierigen Emotionen zu spüren. Oftmals hat man sein Leben lang aktiv vermieden, den Schmerz von Scham, Einsamkeit, Trennung und Trauma zu verarbeiten, sondern nur versucht, ihn durch Sucht, Humor oder Selbstverletzung zu überdecken. Doch nur, wenn man ihn zulässt, kann man ihn wirklich überwinden.

Mit der richtigen therapeutischen Unterstützung ist es möglich, den inneren Dialog zu verändern und endlich viele unerfüllte Bedürfnisse zu erfüllen. Dieser gewaltige Wandel hin zu Selbstliebe, Selbstakzeptanz und Anerkennung ist der Moment, in dem eine Klientin beginnt, aufzublühen und zu wachsen.«

Die Tücken von ADHS

Das Leben mit ADHS kann viele Vorteile haben. Zunächst geht es jetzt aber um die häufigsten Schwierigkeiten. ADHS hat kein starres Schema, daher muss nicht alles, was in den nächsten Abschnitten steht, auch auf dich zutreffen.

Perfektionismus

Er wird oft durch mangelndes Selbstvertrauen, Angst, etwas zu verpassen, Unaufmerksamkeit und ein Hochstapler-Syndrom verstärkt – all das schreit Menschen mit ADHS fast täglich an. Man verbringt viel mehr Zeit als nötig mit Projekten – »nur für den Fall«. Perfektionismus führt zu Burn-out, Angstzuständen und verstärkt einige Zwangsstörungen. Perfektionismus hindert Menschen mit ADHS daran, mutig zu sein und den Kurs zu ändern oder ihre Wahrheit auszusprechen.

Gedankenkontrolle

Mitteilungsdrang und Impulsivität sind Eigenschaften, die häufig bei Menschen mit ADHS zu finden sind. Sie können ihnen in vielen Bereichen ihres Lebens hilfreich sein – zum Beispiel, indem sie das Knüpfen von Kontakten zu Gleichgesinnten erleichtern. Wenn sich Menschen mit ADHS jedoch in ihrer Umgebung nicht sicher fühlen, befürchten sie oft, etwas zu sagen, was sie nicht sagen sollten. Sie überkompensieren emotional, verstellen sich und sind nicht authentisch. Sie können keine Verbindung aufbauen, was sehr anstrengend sein kann und sich schrecklich anfühlt. Ein Verständnis für dieses Verhalten hilft, Freundinnen oder Freunde mit Bedacht auszuwählen und nicht länger zu versuchen, jemand zu sein, der man nicht ist. Das schenkt Energie und Zeit, das eigene Leben mehr nach seinen Vorstellungen zu leben.

People Pleasing

Menschen mit ADHS versuchen ständig, anderen zu gefallen. Das liegt daran, dass sie das Gefühl haben, nie richtig dazuzugehören, dass deren Gehirn anders ist oder dass sie oft anders denken und handeln, als die Gesellschaft es erwartet. Trotzdem geben sie sich immer mehr Mühe als andere: Sie vernachlässigen ihre Bedürfnisse und stellen sich selbst und ihre Grenzen hinten an.

Prokrastination

Oft bringen Adrenalin und Angst Menschen mit ADHS dazu, ein Projekt erst auf den letzten Drücker zu beginnen. Das belastet geistig sowie körperlich und führt zu Schamgefühlen. Wenn man Arbeitsgedächtnis, exekutive Funktionen, Dopaminreaktion und die eigenen Reaktion auf Druck versteht, kann man Strukturen und Strategien entwickeln, um besser damit umzugehen.

Druck

Betroffene machen sich selbst zu viel Druck! Nur weil sie 96 Ideen am Tag haben, heißt das nicht, dass sie diese alle gleichzeitig umsetzen müssen. Frauen mit ADHS können sehr zielstrebig sein und das ist gut so. Aber ihr Energielevel kann einfach nicht mit dem mithalten, was im Gehirn vor sich geht. Sie brauchen mehr Ruhe, um ihren endlosen und anstrengenden inneren Motor auszugleichen.

ERFAHRUNGEN

Es ist oft schwer, anderen klar zu machen, wie ernst ADHS sein kann und wie es sich auf fast jeden Lebensbereich auswirkt. Es erschöpft mich zum Beispiel ungemein, soziale Kontakte zu pflegen, und ich brauche danach viel Zeit, um Kraft zu tanken.

Allie, 41

Panik

Panik, und Herzklopfen können durch Prokrastination und Druck entstehen, in Kombination mit den Unterschieden in Verarbeitungsweise und Arbeitsgedächtnis bei Menschen mit ADHS. Panik beeinflusst die Stressreaktion, versetzt sie in einen Zustand adrenalinbedingter, erhöhter Wachsamkeit (oft traumabedingt) und das Nervensystem in einen Kampf-oder-Flucht-Modus.

Die Vorzüge von ADHS

Die negativen Aspekte von ADHS fühlen sich sehr vorherrschend an. Trotzdem solltest du einige der vielen Möglichkeiten kennen, wie das Gehirn von Menschen mit ADHS auch Freude und Wunder ins Leben bringen kann.

Stärke

Aufgrund der Neurodivergenz müssen Menschen mit ADHS viel härter kämpfen, um ihre Ziele zu erreichen. Wenn das nicht beweist, dass sie stark und zu vielem fähig sind, dann weiß ich nicht, was es sonst noch könnte.

Hartnäckigkeit

Wenn Menschen mit ADHS eine Idee in den Kopf schießt, sind viele nicht mehr zu bremsen. Sie sind ausdauernd und suchen nach Antworten, egal wie lange es dauert. Kombiniert mit dem tiefen Wunsch nach Gerechtigkeit, vor allem bei Themen, für die sie brennen, sind sie oft die treibende Kraft und bewirken in ihrem Umfeld große Veränderungen.

Überzeugungskraft

Gegen die Überzeugungskraft von Menschen mit ADHS hat niemand eine Chance! Dank ihrer Fähigkeit, sich einem Thema mit großer Ausdauer zu widmen, können sie ihren Standpunkt vertreten und andere davon überzeugen, mitzumachen.

Ehrlichkeit

Typische Eigenschaften von Menschen mit ADHS sind Ehrlichkeit, Geradlinigkeit und Authentizität. Sie können zu vertrauensselig sein und ausgenutzt werden. Ihr starker moralischer Kompass bewirkt Enttäuschung, wenn andere nicht nach ähnlichen Regeln spielen. Sie neigen dazu, andere kritiklos anzunehmen (und richten alle Zweifel und Gedanken gegen sich), weil sie denken, dass sie das Problem sind, nicht die anderen.

Leidenschaft

Manchmal können durch die Zielstrebigkeit von Menschen mit ADHS hervorragend Veränderungen entstehen. Wenn ihnen etwas sehr am Herzen liegt, hängen sie sich voll rein und geben ihr Bestes. Sie lieben und kümmern sich sehr, empfinden aber Schmerz und Ablehnung genauso tief.

Aufmerksamkeit

Die erhöhte Aufmerksamkeit kann überfordern, aber es existiert meist auch ein scharfes Bewusstsein für das Geschehen um sie herum. Menschen mit ADHS spüren Trends auf, denken innovatorisch und unternehmerisch, erschließen neue Märkte und führen mit intuitivem Wissen, das andere nicht erklären können.

Verspieltheit

Menschen mit ADHS haben eine wunderbare, einzigartige Sicht auf die Welt. Voller Begeisterung stecken sie ihre Energie in alles, an das sie glauben. Es mag flüchtig sein oder ein Jahrzehnt dauern, aber wenn sie sich engagieren, sind sie mit vollem Einsatz dabei. Immer wieder sind sie spielerisch, erfinderisch und im Einklang mit dem, was sie lieben.

Besonders!

Ich bin vermutlich die Erste, die das sagt: ADHS bringt Eigenheiten mit sich, die für jeden anders sind. Aber sie machen Menschen mit ADHS einzigartig und darauf sollten sie stolz sein!

ZEIT ZUM REFLEKTIEREN

Was sind die positiven Aspekte deines Lebens mit ADHS? Du kannst dir Notizen machen und diese griffbereit halten, insbesondere für den Fall, dass du einen anstrengenden Tag hast und positive Gedanken brauchst, die dich daran erinnern, was du erreichen kannst und wie brillant dein Gehirn oft ist.

Auf dem Weg zur Selbstakzeptanz

In diesem Buch werden einige Aspekte von ADHS erklärt. Du lernst verschiedene Strategien kennen, die du bei spezifischen Problemen einsetzen kannst. Hier findest du einen kurzen Überblick dazu, worum es gehen soll, und die wichtigsten Strategien werden vorgestellt.

Frieden mit der Gegenwart schließen

Frieden, Vergebung und Akzeptanz zu finden, führt zu einem authentischeren und mitfühlenderen Leben. Ein Teil dieses Friedens wird durch praktische Übungen wie Gebete oder Mantras erlangt. Diese müssen nicht religiös sein. Es geht darum, sich Zeit zu nehmen, sich mit sich selbst zu verbinden, über die eigenen Bedürfnisse nachzudenken und darüber, wofür man dankbar ist. Diese Gefühle in Worte zu fassen und sich einer höheren Macht hinzugeben, hilft zu erkennen, dass man nicht alles kontrollieren kann, und das Leben fühlt sich plötzlich leichter an. Konzentrierte Übungen ermöglichen es auch, im Hier und Jetzt zu sein, was für viele Menschen mit ADHS oft nicht der Normalzustand ist. Im Buch soll es darum gehen, wie man kleine Momente der Achtsamkeit nutzen kann, um sich zu erden.

Sich selbst annehmen

Du sollst auch herausfinden, was dich begeistert und wie du das in dein Leben integrieren kannst. Du sollst Wege finden, an dein Potenzial zu glauben, auch wenn andere es nicht tun. Das bedeutet, den eigenen Leidenschaften zu folgen, auch wenn sie nicht in den Rahmen dessen passen, was andere als »normal« empfinden. Du musst aufhören zu denken: »Was, wenn ich auffalle oder anecke?« Denn nur so können Veränderungen bewirkt werden.

Die Vergangenheit verstehen

Obwohl sich dieses Buch nicht tiefer mit der Beziehung zwischen Trauma und ADHS befasst, ist es wichtig zu wissen, dass ein komplexer und bedeutender Zusammenhang besteht.

Mir ist bisher noch niemand mit ADHS begegnet, der nicht von einem Trauma betroffen war. ADHS hat eine genetische Komponente und betrifft oft Familien, deren Mitglieder nicht oder falsch diagnostiziert worden sind. Das Leben in einer nicht diagnostizierten neurodivergenten Familie kann zu sogenannten »Big-T«-Traumata führen, wie zum Beispiel schweren psychischen Erkrankungen, elterlichen Funktionsstörungen und Chaos, Sucht, Scheidung, Selbstmord und finanziellem Ruin. Aber oft treten auch chronisch anhaltende »Small-t«-Traumata wie soziale Ablehnung, finanzielle Schwierigkeiten, das Hochstapler-Syndrom, Maskierung, Arbeitsplatzunsicherheit oder medizinisches Gaslighting auf. Indem man diese schmerzhaften traumatischen Momente erkennt und sich Zeit zur Heilung nimmt, kann man Selbstmitgefühl und Vergebung üben und sich für die Zukunft stärken.

Bedingungen für Wachstum schaffen

Du wirst lernen, die richtigen Strategien zu wählen, die nützlich sind und das Leben erleichtern. Dazu gehören das Bitten um Hilfe, Delegieren, Vereinfachen, Unterstützen, Reflektieren und Organisieren. Es ist wichtig, Umgebungen zu suchen, wo man Stärken nutzen und entfalten kann. Arbeitssituation, Wohnort, Umgangsformen, Ernährung und Bewegungsgewohnheiten werden analysiert, um Bedingungen zu schaffen, die den eigenen Fähigkeiten, der Energie und dem Gehirn entsprechen. Manchmal stecken Menschen mit ADHS jedoch in einer misslichen Lage fest. Dann können positives Denken, Mantras und Affirmationen hilfreich sein, um das Gehirn neu zu programmieren sowie Selbstvertrauen und Resilienz zu stärken. Das Buch zeigt, wie man neue Gedanken nutzen kann, um schwierige Zeiten zu meistern und das Blatt wieder zum Besseren zu wenden.

Die nächsten Schritte

ADHS kann zwar im Alltag Schwierigkeiten bereiten, es schenkt aber auch viele wunderbare Fähigkeiten und Sichtweisen auf die Welt. Der Trick besteht darin, einen authentischen Lebensstil zu entwickeln. Dafür werden jetzt ein paar Strategien vorgestellt, mit deren Hilfe sich Herausforderungen meistern lassen und gleichzeitig Talente, Energie und Nervensystem gestärkt werden.

Für mich war das Erkennen meiner ADHS ein großes Geschenk. Es hat mir geholfen, Selbstakzeptanz zu finden und Werkzeuge und Strategien zu entdecken, die mein Leben verbessern. Ich habe gelernt, stolz und mitfühlend mit meinem geschäftigen, innovativen, neugierigen und empathischen Gehirn umzugehen – zumindest die meiste Zeit.

Ich bin noch in der Entwicklung und vermute, dass ich das auch für den Rest meines Lebens tun werde: lernen, wachsen, scheitern, mich wieder aufrappeln und hoffentlich andere dazu inspirieren, dasselbe zu tun.

Erkenne, wo du stehst

Ich kann mir vorstellen, dass auch du mit gemischten Gefühlen an deinen Weg mit ADHS denkst. Ich persönlich glaube, der erste Schritt ist, sich bewusst zu machen, wo man steht. Fange damit an, deine Vergangenheit, familiäre Muster, Prägungen und Überzeugungen zu analysieren und zu akzeptieren. Betrachte dann deine Gegenwart, die Herausforderungen, denen du gegenüberstehst, und die Chancen, die du hast.

Es ist wichtig zu verstehen, dass ADHS jeden individuell und zu unterschiedlichen Zeiten betrifft. Denke daran, dir selbst mit Wohlwollen zu begegnen. Auf der nächsten Seite findest du Anregungen, die deinen Alltag jetzt schon erleichtern können.

Strategien für die Zukunft

- Nimm dir Zeit, die Probleme zu erkennen, die ADHS dir täglich bereitet. Gönne dir bei Bedarf mehr Freiraum und Zeit.
- Denke daran: Es ist okay, auch mal schlechte Tage zu haben. Sei nett zu dir selbst und konzentriere dich darauf, Wohlfühlpraktiken zu etablieren, auf die du in schwierigen Zeiten zurückgreifen kannst.
- Vertraue den Anpassungsstrategien, die du bereits instinktiv entwickelt hast, um dein Leben zu meistern. Wenn dir Joggen, Krafttraining, Koffein oder eine Reinigungskraft ohne negative Folgen geholfen haben, mach so weiter und vertraue auf deine innere Weisheit.
- Nimm dir Zeit, die Aspekte von ADHS zu würdigen, die dir Freude bereiten, damit du eine positive Selbstidentität entwickeln und dich auf deine (vielen!) Stärken stützen kannst.

ZEIT ZUM REFLEKTIEREN

Schreibe kurze Affirmationen auf. Denke dabei an deine Herausforderungen und Freuden mit ADHS. Das können kurze Aussagen sein, die deine Gefühle zu ADHS zusammenfassen – vielleicht, um einige Geister der Vergangenheit zu begraben, sich selbst zu akzeptieren oder Hoffnung für die Zukunft zu fassen. Greife darauf zurück, wenn du zusätzliche Unterstützung brauchst. Du bist deine eigene beste Fürsprecherin. Hier sind ein paar Beispiele, um deine Kreativität anzuregen:

»Ich empfinde Mitgefühl für mich selbst und die Herausforderungen, denen ich mich stellen muss.«

»Ich verdiene Liebe, Fürsorge, Unterstützung und Verständnis.«

»Ich habe die Widerstandsfähigkeit und die Kraft, mein Leben glücklich und ausgeglichen zu gestalten.«

KAPITEL 2

Besänftige deine Angst

Auf dem Weg zu einem glücklicheren und erfüllteren Leben mit ADHS ist es wichtig, die eigenen Ängste anzuerkennen und Wege zu finden, die psychische Belastung zu verringern. Hier erfährst du, warum Angst für Frauen mit ADHS eine solche Herausforderung darstellen kann und wie sie diese besänftigen können.

DAS PROBLEM

Leben mit der Angst

Das Gedankenkarussell nicht abschalten zu können, ist mit die größte Herausforderung von ADHS. Da du das Buch liest, kannst du wahrscheinlich sehr gut nachvollziehen, wie es sich anfühlt, lebenslang unter einem überaktiven Bewusstsein zu leiden.

Manchmal ist diese Eigenschaft nützlich, denn sie lässt Menschen mit ADHS einfallsreicher und fantasievoller werden, aber häufiger ist sie erschöpfend und kräftezehrend. Tatsächlich ist einer der Lieblingssprüche meines Mannes, seit wir uns vor über 23 Jahren kennengelernt haben: »Ich möchte nicht in deinem Kopf stecken.«

Angst war schon immer ein Teil meines Lebens und doch habe ich erst vor Kurzem gelernt, sie zu erkennen. Ebenso rasant wie meine brillanten Ideen spult mein Gehirn auch Situationen ab, die mich in eine Spirale furchtbarer Ängste treiben. Das ist eines der zweischneidigen Schwerter von ADHS, von dem auch die meisten meiner ADHS-Klientinnen berichten. Angst kann sich sowohl externalisiert als auch internalisiert äußern. Ich sehe Angst und ADHS als toxische beste Freundinnen: Beide verschlimmern sich gegenseitig. Wie können wir also lernen, unsere Angst zu reduzieren, um unser Glück zu steigern?

INTERNALISIERTE & EXTERNALISIERTE ANGST

Eine internalisierte Angst bedeutet, dass die Angst nach innen gerichtet ist[5] und sich zum Beispiel durch Grübeln oder sozialen Rückzug äußert. Eine externalisierte Angst führt eher zu nach außen gerichtetem Verhalten wie Impulsivität, körperlicher Unruhe, Erschöpfung, Überreaktion, Ungeduld, Reizbarkeit sowie verbalen und körperlichen Wutausbrüchen.

DIE ERKLÄRUNG

Die Angstspirale

Einer der quälendsten Aspekte der Angst ist, dass sie sich aufbaut: Angst erzeugt mehr Angst. Aber durch mehr Bewusstsein und Mitgefühl sowie das Erkennen der Ursachen der Angstgedanken ist man besser gerüstet, innezuhalten und mit ihnen statt gegen sie zu arbeiten.

Viele Frauen mit ADHS erleben verstärkt Angst, wenn sie von dem Druck und den Erwartungen des Lebens überwältigt werden. In solchen Situationen denken sie vielleicht, dass sie die Auslöser der Angst vermeiden können, indem sie die Kontrolle behalten und alles selbst in die Hand nehmen. Solange alles nach ihren Vorstellungen läuft und sie ihre sorgfältig ausgearbeiteten Pläne nicht ändern, ist alles in Ordnung. Doch dieses starre Denken kann Betroffene in einem ständigen Zustand aus Stress und Angst festhalten. Als körperliche Reaktion können Entzündungen auftreten, die dem inneren Chaos durch Schmerzen, Autoimmunerkrankungen, Migräne, Darmprobleme und vieles mehr Ausdruck verleihen.[6]

Das mag düster klingen, und trotzdem male ich dieses Bild, damit du lernst, deine eigenen Angstspiralen zu erkennen. Das Leben besteht nun mal aus Höhen und Tiefen, daran kann man nichts ändern. Du kannst jedoch lernen, wie du auf die Stolpersteine reagierst, die das Leben dir hin und wieder in den Weg legt.

ZEIT ZUM REFLEKTIEREN

Denke über alle Bereiche deines Lebens nach, die dir Sorgen bereiten. Erstelle eine Liste der Dinge, die dir dabei als Erstes in den Sinn kommen, egal wie unwichtig sie dir erscheinen.

Das Default Mode Network

Nachdem man sich seiner ADHS bewusst geworden ist, gibt es viele Momente der Erkenntnis. Manche davon sind so überwältigend, dass man kaum glauben kann, wie man den Großteil seines Lebens als Erwachsener ohne dieses Wissen überlebt hat. Für mich kam dieser Schock, als ich mit dem ADHS-Spezialisten Dr. Ned Hallowell sprach. Er erklärte mir, dass ADHS, Grübeln und Angstzustände mit einem Teil des Gehirns in Verbindung gebracht werden, der als Default Mode Network (DMN) bezeichnet wird. Neue Forschungsergebnisse deuten darauf hin, dass Menschen mit ADHS häufiger ein aktiveres DMN haben und es schwieriger finden, das Task Positive Network (TPN) zu aktivieren.[7] Das mag negativ klingen, aber man kann etwas dagegen tun! Das Gehirn ist formbar, es kann sich weiterentwickeln und verändern. Deshalb sind unsere Gedanken, Worte und Überzeugungen so wichtig.

Als ich diesen wichtigen Aspekt des Gehirns von Menschen mit ADHS verstand, konnte ich mich von der Überzeugung lösen, dass ich mich instinktiv beherrschen können muss. Ich weiß jetzt, dass ich daran arbeiten kann. Ich habe mir Werkzeuge und Techniken angeeignet, um mich zu erden und zu beruhigen, meine Amygdala (den Teil des Gehirns, wo Gefahren geachtet und Emotionen kontrolliert werden) zu entspannen und das Stresshormon Cortisol zu regulieren.

WAS IST DAS DMN?

Dieses Netzwerk aus Neuronen ist für negatives, repetitives Denken (das, was wir Grübeln nennen) verantwortlich. Studien zeigen, dass Menschen mit ADHS tendenziell ein aktiveres DMN haben.[8] Dem gegenüber steht das TPN, ein Netzwerk aus neuronalen Bahnen, die mit Kreativität und Vorstellungskraft verbunden sind. Um dein TPN zu aktivieren, übe Selbstmitgefühl, Ruhe und Achtsamkeit.

Das DMN kontrollieren

DR. NED HALLOWELL, Facharzt für Psychiatrie und bekannter ADHS-Spezialist

» *Unsere größte Gabe als Menschen mit ADHS ist unsere Vorstellungskraft. Doch sie ist auch unser schlimmster Feind. Und das liegt am DMN. Wenn deine Vorstellungskraft aktiviert ist und du etwas Neues beginnst, werden vier verschiedene Gehirnregionen aktiviert, die zusammen das TPN bilden. Dann bist du in Höchstform. Ist die Aufgabe jedoch erledigt, schaltet sich das TPN ab und vier andere Gehirnregionen erwachen. Die Vorstellungskraft ist noch da, aber jetzt ist auch das DMN aktiv.*

Jeder mit ADHS kennt das DMN, das ich ›Dämon‹ nenne, weil es negative Botschaften aussendet und sagt, man habe nicht genug getan und keinen Erfolg verdient. Es bringt einen dazu, sich selbst auf schlimme Weise zu verurteilen. Der Grund, warum man den Dämon ständig mit Aufmerksamkeit füttert, ist, dass das Gehirn von Menschen mit ADHS ständig nach Stimulation sucht. Zufriedenheit ist langweilig. Das DMN ist schrecklich und leider auch fesselnd. Wenn es einen packt, verfällt man in eine Grübelstarre. Man sitzt nur da und starrt an die Wand, das Fenster oder sonst wohin.

Die Botschaft, die man verstehen muss, könnte nicht einfacher sein, ist aber schwer umzusetzen: Man muss seine Aufmerksamkeit umlenken. Etwa so, als würde man sich bei einem Unfall am Straßenrand zwingen, nicht hinzuschauen. Man muss sich abwenden – und sobald man das tut, schaltet sich das DMN ab. Es kann ohne unsere Aufmerksamkeit nicht überleben. Aber wir neigen dazu, den Dämon zu füttern, weil er uns stimuliert.

Dies ist eine der wichtigsten Erkenntnisse der letzten Jahre: wie unsere große Gabe, unsere Vorstellungskraft, sich in einen schrecklichen Feind verwandeln kann. Das Gute daran ist, dass man ihn kontrollieren kann – nicht mit Medikamenten, sondern indem man seine Aufmerksamkeit umlenkt. «

SELBSTHILFE

Angstgedanken erkennen

Schaue dir die Erscheinungsformen von Angst an, damit du sie erkennst und bewältigen kannst, wenn sie auftritt. Angst kann viele Schichten haben, die du abtragen musst. Du kannst die Angst nicht vollständig loswerden, aber die Belastung jeden Tag schrittweise verringern.

Angst und der innere Kritiker

Wusstest du, dass sich Angst als Stimme in deinem Kopf äußert? Sie ist der innere Kritiker, der ständig alles, was du tust, in Frage stellt oder herabwürdigt und so deine Angst steigert. Vielleicht begleitet dich diese Stimme schon seit deiner Kindheit, verstärkt durch ständige Kritik von Eltern, Lehrerinnen oder toxischen Freundschaften. Sie gibt sich als dein wahres und authentisches Ich aus, konzentriert sich aber darauf, dich und deine Bemühungen zu kritisieren und zu untergraben.

So kann sie sich anhören: »*Du kannst nicht; du solltest nicht; du musst; blamiere dich nicht; du bist kaputt; du bist nicht gut genug.*« Vielleicht bemerkst du, dass sich die Stimme in bestimmten Verhaltensweisen äußert, für die du dich schämst, von Organisationsschwierigkeiten bis hin zu emotionaler Dysregulation.

ERFAHRUNGEN

Ich habe viel zu viel nachgedacht und jede Situation und jedes Wort analysiert. Ich konnte nie verstehen, warum andere so viel besser mit dem Leben zurechtkommen als ich. Schließlich wurden bei mir Angst und eine Depression diagnostiziert und ich bekam Medikamente dagegen.

Claire, 43

Es mag Situationen geben, in denen du dich anstrengen musst, aber es wird auch Momente geben, in denen du deine Stärken erkennst und weißt, dass du es wert bist.

Sprich mit deinem inneren Kritiker

Gehe achtsam und wohlwollend mit deinem inneren Kritiker um, besonders wenn er durch ein Trauma aus der Vergangenheit verstärkt wird. Es kann hilfreich sein, den inneren Kritiker als Stimme von außerhalb zu betrachten. Vielleicht möchtest du ihm einen Namen geben und direkt mit ihm sprechen oder ihm schreiben? Hier ist ein Beispiel, wie ich mit meiner inneren Kritikerin (nennen wir sie Jen) spreche.

> **Hallo Jen,**
> *danke, dass du da warst, als ich dachte, ich bräuchte dich, um mich zu beschützen. Manchmal hat mich deine Kritik davon abgehalten, impulsive Dinge zu tun. Aber öfter als du mir geholfen hast, hast du mir das Gefühl gegeben, nicht gut genug zu sein. Du hast mich zurückgehalten, aber jetzt will ich lernen, mich selbst zu akzeptieren und zu wachsen. Du kannst mir jetzt erlauben, mich von den Stimmen aus Güte und Wahrheit leiten zu lassen.*
> **Kate**

Der innere Kritiker rührt oft von einschränkenden Prägungen aus der Kindheit her und lässt sich nicht so leicht loswerden. Nutze dein neu gewonnenes Wissen über die Verdrahtung im Gehirn von Menschen mit ADHS, um deinem inneren Kritiker immer wieder bewusst zu machen, dass er nicht mehr gebraucht wird.

Angst und Hochstapler-Syndrom

»Hochstapler-Syndrom« ist ein Begriff, der häufig in Gemeinschaften aus Frauen fällt. Es kann eine wichtige Quelle von Ängsten sein und kommt bei Menschen mit ADHS sehr oft vor. Egal, wie viele Erfolge sie erringen – sie denken, sie verdienen es nicht, da zu sein, wo sie sind.

Das Hochstapler-Syndrom ist in der ADHS-Community deshalb so stark vertreten, weil Menschen mit ADHS oft einen schwierigeren Weg hatten, besonders zu akademischem oder beruflichem Erfolg. Sie mussten härter arbeiten, um Schwierigkeiten mit Strukturiertheit, exekutiven Funktionen, ihrem Arbeitsgedächtnis oder der neurodivergenten Verarbeitungsweise auszugleichen. Viele mit ADHS haben Botschaften von Lehrern und Vorgesetzten verinnerlicht, etwa dass sie faul sind, sich nicht genug anstrengen oder Dinge falsch machen – all das bietet fruchtbaren Boden für die Vorstellung, dass sie es nicht verdienen, dort zu sein, wo sie jetzt sind.

ERFAHRUNGEN

Ich hatte immer das Gefühl, mit mir stimmt etwas nicht, weil ich nie wie andere Mütter war: Ich war nie organisiert, mein Haus war nie aufgeräumt; ich schrie meine Kinder zu viel an. Ich fühlte mich als Versagerin. Meine Kinder haben ADHS und ich vermutete es auch bei mir. Der Gedanke, ich sei einfach nutzlos, hält mich davon ab, mich testen zu lassen und meine ADHS voll zu akzeptieren.

Kelly, 42

Stelle dich deinem Hochstapler-Syndrom, indem du es hinterfragst:

- Denke nach: Was hast du im Leben erreicht oder worin hast du dich hervorgetan? Was davon empfindest du als authentisch?
- Welche handfesten Beweise hast du, dass du für den Job / die Karriere / die Ausbildung geeignet bist, die du gerade machst oder anstrebst? Hast du Referenzen, einen Abschluss oder positives Feedback? Oder gibt es etwas, auf das du persönlich stolz bist und von dem du weißt, dass du darin gut bist? Bewahre all das in einer speziellen »Erfolgsmappe« auf, damit du darauf zurückgreifen kannst, wenn du einen Schub für dein Selbstbewusstsein brauchst.
- Welche Zweifel hast du? Zum Beispiel: »Alle scheinen mehr zu wissen als ich« oder »Ich bin nicht gebildet genug«. Stelle dich deinen negativen Gedanken. Es ist okay, auch mal instabile Tage zu haben. Als Frauen kämpfen wir nicht nur mit ADHS-bedingten, sondern auch mit hormonellen Stimmungsschwankungen.
- Was ist dir wirklich wichtig? Ist es die Verbundenheit mit der Familie, Liebe, Natur, Gesundheit oder ein Gefühl von Sicherheit? Manchmal muss man die Dinge aus einer anderen Perspektive betrachten und seine ständigen selbstkritischen Gedanken hinter sich lassen. Konzentriere dich auf das große Ganze und frage dich, was wirklich wichtig ist.
- Warum bist du es wert, dort zu sein, wo du bist oder wo du sein möchtest? Wir alle haben einzigartige Gaben, die danach drängen, ans Licht zu treten.

Erkenne deine Gaben

Jede hat Besonderes und Wunderbares an sich. Es ist leicht, sich zu vergleichen und sich zu wünschen, man wäre wie andere oder hätte, was sie haben. Doch wenn man genau hinschaut, weiß man, dass sich das, was andere tun, für sich selbst nicht authentisch anfühlen würde.

Man muss sich die Zeit nehmen, die eigenen Gaben wahrzunehmen. Zu sehen, wie sie auf ihre Weise zum Ausdruck kommen, kann helfen, das Hochstapler-Syndrom zu überwinden. Es gibt die Chance, zu erkennen, welchen Beitrag man im Leben leistet. Jede Frau mit ADHS trägt das Potenzial in sich, die eigenen Gaben zu entdecken – doch dafür braucht es zunächst den Glauben an sich selbst. Mitunter wird es nötig, eigene Geschichten und Prägungen zu hinterfragen, um der Wahrheit näherzukommen und am eigenen Selbstmitgefühl arbeiten zu können.

ZEIT ZUM REFLEKTIEREN

Wenn du bereit bist, schaue dir nochmals die Liste der Dinge an, die dir Angst machen. Kannst du einige auf deinen inneren Kritiker oder ein Hochstapler-Syndrom zurückführen?

NÜTZLICHE WERKZEUGE

Die Angst lindern

Jetzt geht es um einige spezielle Strategien und Techniken zur Linderung von Ängsten. Mit ihrer Hilfe kannst du den Teil des Gehirns, der die Emotionen steuert, beruhigen, anderes Denken wird möglich und nach Bedarf das TPN aktiviert.

Erdende Atmung

Es handelt sich um eine effektive Technik gegen Angst in der Öffentlichkeit. Sie konzentriert sich darauf, die Sinne zu aktivieren und den Geist im gegenwärtigen Moment zu verankern. Dadurch wird der Kreislauf ängstlicher Gedanken und Empfindungen unterbrochen.

1 Mache es dir bequem. Wenn du sitzt, versuche, den Rücken gerade zu halten und die Füße flach auf den Boden zu stellen. Lasse die Hände auf dem Schoß oder an den Seiten ruhen.

2 Jetzt konzentriere dich auf deine Sinne. Beginne mit sanften Atemzügen. Folge dann den einfachen Schritten auf der nächsten Seite, um dich bewusst in den Moment zu versetzen.

3 Atme tief und langsam ein und spüre, wie deine Sinne aktiviert werden. Atme durch die Nase ein, schicke die Luft in den Bauch. Lasse den Bauch sich ausdehnen und atme dann langsam durch den Mund aus. Stell dir vor, wie du mit jedem Atemzug Wurzeln aus deinem Körper in den Boden schickst und dich so fest im Hier und Jetzt verankerst.

4 Atme für einige Minuten so tief weiter. Konzentriere dich dabei auf deine Sinne, bis du spürst, dass die Angst nachlässt. Wenn deine Aufmerksamkeit wieder zu den Angstgedanken abweicht, lenke sie sanft zurück zu deinen Sinnen und deiner Atmung.

Wähle FÜNF Dinge, die du um dich herum SIEHST. Versuche, auch kleine Details zu erkennen. Nimm dir Zeit, genau wahrzunehmen, und konzentriere dich darauf.

Achte auf VIER Dinge, die du FÜHLST. Das kann der Stoff deiner Kleidung sein, die Oberfläche, auf der du sitzt, oder die Luft auf deiner Haut.

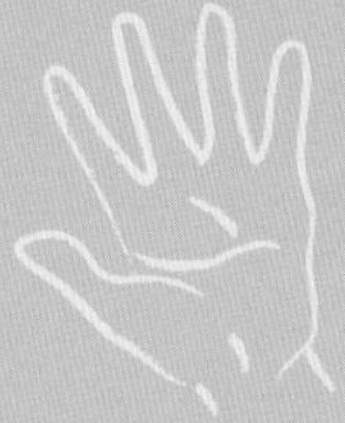

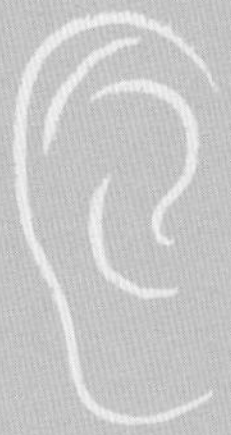

Nimm DREI Dinge wahr, die du HÖRST, etwa die Geräusche in deiner Umgebung. Achte darauf, wie die Geräusche lauter werden und wieder abklingen.

Identifiziere ZWEI Dinge, die du RIECHST. Ziehen Kochdüfte vorbei oder der Duft von Blumen oder Parfüm? Wenn du nichts riechst, denke an zwei Düfte, die du gerne magst.

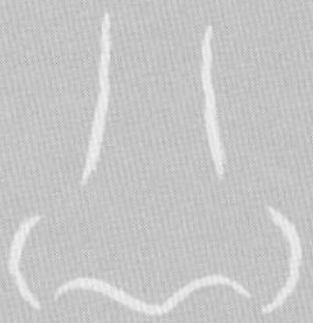

Identifiziere EINE Sache, die du SCHMECKST. Das kann der aktuelle Geschmack in deinem Mund sein oder du erinnerst dich an einen Geschmack, den du magst.

EFT(Emotional Freedom Technique)-Klopftechnik

Die Hormone Cortisol und Adrenalin werden vom Körper in Stresssituationen ausgeschüttet. Cortisol erhöht den Blutzuckerspiegel, indem es Glukose ins Blut freisetzt. Adrenalin steigert die Herzfrequenz – beides gibt Energie, wenn man sich angegriffen fühlt.

Durch die Klopftechnik werden Cortisol und Adrenalin reduziert und die Amygdala beruhigt. Das Klopfen setzt zudem unterdrückte Emotionen frei. Auch bei der Verarbeitung eines Traumas kann das Klopfen auf energetische Meridianpunkte hilfreich sein, denn es reguliert und beruhigt Körper und Nervensystem.

1 Wähle eine negative Selbstüberzeugung, die dich in diesem Moment stark berührt. Zum Beispiel: »Ich bin eine Versagerin.«

2 Bewerte, wie stark sich diese Überzeugung derzeit anfühlt (auf einer Skala von 1 bis 10, wobei 10 am stärksten ist).

3 Welche Emotionen kommen hoch? Wo in deinem Körper spürst du sie? Kannst du dir eine Farbe dazu vorstellen?

4 Beginne, auf deine Handkante zu klopfen und sage dir etwas wie: »Ich akzeptiere, dass ich mich gerade als Versagerin fühle, und sende mir Liebe und Mitgefühl.«

5 Klopfe ein zweites Mal auf die Handkante und wiederhole deinen negativen Glaubenssatz. Ende mit: »Ich akzeptiere, dass ich mich gerade so fühle und sende mir Liebe.«

6 Wiederhole den Glaubenssatz und das Klopfen ein drittes Mal. Beende die Übung mit: »Ich entscheide mich dafür, daran zu glauben, dass sich die Dinge verbessern können.« Verzichte auf positive Worte, wenn sie sich nicht authentisch anfühlen.

7 Atme nach drei Klopfrunden tief durch und bewerte auf einer Skala von 1 bis 10, wie wahr sich deine Überzeugung jetzt anfühlt. Sind andere Gedanken oder Perspektiven aufgetaucht?

8 Klopfe nun auf diese Weise alle Punkte an Gesicht und Körper ab. Wenn du die richtigen Stellen stimulierst, die mit den Meridianpunkten – den Energiebahnen des Körpers – verbunden sind,

und dabei möglichst authentisch und ehrlich sprichst, kannst du eine spürbare Erleichterung erleben. Diese kann sich zum Beispiel durch Gähnen oder Weinen zeigen. Spüre dabei genau, wo du Anspannung festhältst, und klopfe auch auf unangenehme Empfindungen – etwa Enge im Hals oder Schmerzen im Nacken.

9 Atme nach jeder Klopfrunde auf einen Meridianpunkt tief ein und spüre nach, wie echt sich deine Überzeugung anfühlt.

10 Der für das rationale Denken zuständige Bereich des Gehirns wird nach einer logischen Erklärung dafür suchen, warum du dich plötzlich besser fühlst. Versuche, nicht darüber nachzudenken, sondern genieße einfach die Erleichterung, die du spürst.

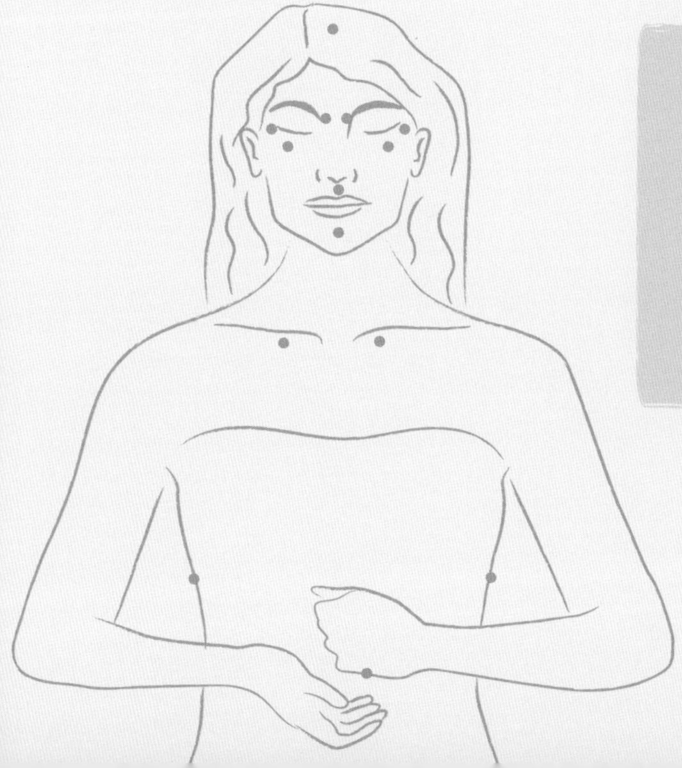

MERIDIANPUNKTE

Oberkopf
Innenseite der Augenbrauen
Außenseite der Augen
Unter den Augen
Unter der Nase
Kinn
Schlüsselbein
Unter den Armen
Handkante

AIAA-Technik

Eine weitere wirksame Methode zur Selbstregulierung bei Angstzuständen ist die bewusste und aktive Atmung. Ich nenne das AIAA: Achtsamkeit, Innehalten, Atmung und Antwort. Sehen wir uns die einzelnen Schritte der Reihe nach an.

A

ACHTSAMKEIT

Mache dir deine Trigger bewusst. Achte darauf, was in einer Situation passiert, in der du die Fassung oder Kontrolle verlierst und wie du dies körperlich spürst. Achtsamkeit hilft, sich besser zu regulieren und die Anzeichen beim nächsten Mal zu erkennen.

I

INNEHALTEN

Wenn möglich, halte kurz inne. Gib dir Zeit, um zu erkennen, was los ist. So hast du die Möglichkeit selbst zu entscheiden, wie du reagieren möchtest.

A

ATMUNG

Atme fünfmal tief durch und nimm dir Zeit, um zu entscheiden, wie sich die Situation entwickeln soll. Fünf Atemzüge können einen großen Unterschied machen, um »das Ruder herumzureißen«. Das verschafft dir Zeit, um den nächsten Schritt vorzubereiten.

A

ANTWORT

Beachte, dass es hier nicht um eine Reaktion geht, die aus deinen Emotionen heraus geschieht. Antworten entstehen durch bewusstes Innehalten und Atmen. Mit dieser Aktion trittst du aus dem Rampenlicht des DMN heraus und nutzt einen »Dimmer«, um das TPN zu beleuchten. Stelle es dir so vor, als würdest du mit diesem Dimmer einen anderen Bereich des Raumes erhellen.

Strategien für die Zukunft

Der Umgang mit Ängsten ist entscheidend für das Leben als Frau mit ADHS. Hier sind die wichtigsten Schritte, um deine Ängste zu verstehen und in den Griff zu bekommen.

- Nimm dir Zeit, die Auslöser deiner Angst zu erkennen, sie wahrzunehmen, innezuhalten und zu reflektieren.
- Versuche, deine Angstgefühle, deinen inneren Kritiker und dein Hochstapler-Syndrom anzuerkennen – sage dir, dass es sich nur um Gedanken handelt, die nicht unbedingt der Wahrheit entsprechen müssen.
- Zeige Selbstmitgefühl, wenn die Dinge nicht so laufen, wie du es erhofft hast, und versuche, den Druck und die Erwartungen, die du an dich stellst, bewusst zu reduzieren.
- Erinnere dich daran, dass du selbstbewusster, widerstandsfähiger und stärker bist, als du denkst. Versuche, immer freundlich und wohlwollend mit dir selbst zu sprechen. Du hast es verdient.

ZEIT ZUM REFLEKTIEREN

Wenn du Zeit und Energie hast, denke über die folgenden Fragen nach. Sie sollen dir helfen, deine Angsttrigger (große und kleine) zu identifizieren. Du kannst sie in einem Tagebuch festhalten, um deine Fortschritte zu verfolgen.

Was löst bei dir normalerweise Angst oder Dysregulation aus?

Wie fühlst du dich in dieser Situation seelisch und körperlich?

Welche Hilfsmittel haben dir oder deinen Kindern in schwierigen Momenten bisher geholfen, sich zu beruhigen?

Zu welchen neuen Strategien hat dich dieses Kapitel inspiriert?

KAPITEL 3

Zurückweisungsempfindlichkeit (RSD) verstehen

Emotionale Dysregulation ist eine der größten Herausforderungen von ADHS. Für viele ist sie mit Zurückweisungsempfindlichkeit (engl. Rejection Sensitivity Dysphoria, abgekürzt RSD) verbunden, ein Persönlichkeitsmerkmal, das mit extremer emotionaler Sensibilität einhergeht. Dieses Kapitel untersucht, wie sich RSD bei Frauen mit ADHS äußert und wie man mit diesen schmerzhaften Emotionen umgehen kann.

DAS PROBLEM

Emotionale Sensibilität und ADHS

RSD kann sich auf vielfältige, subtile Weise äußern, oft in Verbindung mit anderen ADHS-Symptomen. Viele Menschen kennen den Schmerz von Zurückweisung oder Ausgrenzung. Bei RSD wirkt dieser Schmerz jedoch lähmend und hält außergewöhnlich lange an.

Das Feststellen von RSD ist oft ein bewegender Moment während der Diagnosefindung von ADHS. Wenn man erfährt, dass es sich um einen verifizierten medizinischen Begriff handelt, rührt das oft zu Tränen: »Ich bin also nicht einfach nur überempfindlich und unreif?«

Die Forschung geht davon aus, dass RSD bei Frauen häufiger auftritt als bei Männern. Gesellschaftliche Geschlechterrollen können RSD-Symptome verschlimmern, ebenso wie sozial geprägte Traumata, die viele nicht diagnostizierte Frauen und Mädchen durchlebt haben, wie zum Beispiel Ausgrenzung, weil sie »anders« sind[9] oder weil sie stereotypische Freundschaftsdynamiken durchbrechen. Beispielsweise verbrachte ich als Kind lieber Zeit mit meinen Freunden, weil es sich einfacher anfühlte als mit meinen Freundinnen, wo es ständig nur Drama gab.

WAS IST RSD?

RSD beschreibt den intensiven emotionalen Schmerz, der durch extreme Gefühle wahrgenommener oder tatsächlicher Ablehnung oder Kritik ausgelöst wird. Dies kann sich in körperlichen Symptomen wie Herzklopfen, Migräne, Schlaflosigkeit, Rückenschmerzen und Magenbeschwerden äußern und zu chronisch geringem Selbstwertgefühl, Perfektionismus und der Vermeidung von Situationen führen, in denen Ablehnung auftreten könnte.[10]

DIE ERKLÄRUNG

RSD erkennen

Was geht eigentlich im Gehirn tatsächlich vor, wenn man emotionale Sensibilität erlebt? Und kann sich das auf das tägliche Leben auswirken?

Neurowissenschaftliche Hintergründe

Durch neurologische bildgebende Verfahren wurden Hirnregionen und Netzwerke identifiziert, die an der Emotionsregulation, der Verarbeitung sozialer Informationen und der Aufmerksamkeit beteiligt sind.[11] RSD ist zwar in erster Linie durch persönliche Erfahrungen geprägt, doch könnte die Forschung bald Einblicke in die neurobiologischen Grundlagen von RSD liefern.

Präfrontaler Kortex: Dieser Bereich des Gehirns ist für exekutive Funktionen wie Entscheidungsfindung, Impulskontrolle und Emotionsregulation zuständig. Bei Menschen mit ADHS wurde eine abweichende Aktivität im präfrontalen Kortex beobachtet. Man vermutet, dass dies zu emotionaler Dysregulation beitragen könnte.[12]

Amygdala: Als einer der ältesten Teile des Gehirns spielt die Amygdala eine zentrale Rolle bei der Verarbeitung von Emotionen, insbesondere von Angst und Furcht. Bei Menschen mit ADHS wurden Unterschiede in der Aktivierung oder Vernetzung der Amygdala festgestellt. Diese können ursächlich mit der erhöhten emotionalen Reaktivität zusammenhängen.[13]

Frontostriatale Schaltkreise: Diese Verbindung zwischen dem präfrontalen Kortex und tiefer liegenden Bereichen wie dem Striatum ist entscheidend für die Regulierung von Aufmerksamkeit und Verhalten. Störungen dieser Schaltkreise werden mit ADHS in Verbindung gebracht und können zu Schwierigkeiten bei der Emotionsregulation und Reaktionshemmung beitragen.[14]

Zurückweisungsempfindlichkeit (RSD) bei ADHS

DR. ASAD RAFFI, GRÜNDER VON SANCTUM HEALTHCARE, MEDIZINISCHER DIREKTOR UND LEITENDER FACHARZT FÜR PSYCHIATRIE

Um die Komplexität von RSD im Zusammenhang mit ADHS zu verstehen, ist ein vielschichtiger Ansatz nötig. Im Kern beruhen die zentralen Schwierigkeiten von ADHS auf Defiziten in den exekutiven Funktionen: Dazu gehören Probleme mit Planung, Organisation, Zeitmanagement und Emotionsregulation. Diese führen zu Funktionseinschränkungen, die Menschen mit ADHS daran hindern, ihr volles Potenzial auszuschöpfen. Die erzielten Erfolge sind oft mit erheblichem Stress verbunden.

Anhaltende Probleme mit den Exekutivfunktionen fördern – bewusst oder unbewusst – ein Narrativ, in dem sich Betroffene als Versager oder ›nicht gut genug‹ wahrnehmen und ständig das Gefühl haben, nicht die gewünschten Leistungen zu erbringen. Diese negative Selbstwahrnehmung wird durch Selbstzweifel, Versagensängste, Angst vor Fehlern und ein ausgeprägtes Hochstapler-Syndrom verstärkt.

Feedback und Kritik von anderen verstärken dieses negative Narrativ zusätzlich. Untersuchungen zeigen, dass Kinder mit ADHS im Alter von 12 Jahren 20 000 mehr negative Nachrichten und Kritik erhalten als neurotypische Altersgenossen.[15] Diese erschreckende Zahl verstärkt den verinnerlichten Glauben an Unzulänglichkeit. Mangelndes Selbstvertrauen, das auf Defizite in der Exekutivfunktion und die Reaktion anderer darauf zurückzuführen ist, macht ADHS-Patienten anfällig für RSD, da ihnen die Grundlage für den Umgang mit Kritik fehlt.

ADHS steht zudem in einer wechselseitigen Beziehung zu Stress und Schlaf: Erhöhter Stress und schlechter Schlaf können die RSD-Symptome deutlich verschlimmern.

Das ist die Realität im Leben mit RSD:

- **Überempfindlichkeit gegenüber Kritik:** Selbst die mildeste Kritik löst heftige emotionale Reaktionen aus, die zu Scham und Unzulänglichkeit führen.
- **Selbstzweifel und Perfektionismus:** Mit RDS sucht man ständig nach Bestätigung durch andere und hat keine eigene Meinung. Man verspürt starken Druck, in verschiedenen Lebensbereichen höchste Leistungen zu erbringen, um den Schmerz durch Kritik und Ablehnung zu vermeiden.
- **Angst vor Zurückweisung:** RSD ist oft die Ursache für Beziehungs- oder Freundschaftsprobleme und kann zu Trennung oder Scheidung führen. Unsicherheitsgefühle können überwältigend sein, weil man die Grundursache (ADHS) nicht erkennt. Verständnisvolle, mitfühlende Bezugspersonen sind wichtig.
- **Übermäßige Abhängigkeit:** Frauen mit RSD sind möglicherweise stark abhängig von ihrem Partner (auch wenn dieser nicht der Richtige für sie ist), um sich selbst vor möglichen Verletzungen zu schützen.
- **Überempfindlichkeit in sozialen Situationen:** Frauen mit RSD sind überempfindlich für geringste Anzeichen von Ablehnung oder Missbilligung anderer. Sie liegen nächtelang wach und fragen sich, was sie Falsches getan oder gesagt haben.
- **Übermäßiges Erklären:** Sie neigen dazu, sich übermäßig zu entschuldigen, selbst wenn sie nichts falsch gemacht haben.
- **Konfliktvermeidung und People Pleasing:** Sie vermeiden Konfrontationen, weil sie negative Reaktionen befürchten. Daher setzen sie ungern Grenzen und drücken Bedürfnisse nicht aus.

- **Hochstapler-Syndrom:** In Kapitel 2 wurde bereits über das Hochstapler-Syndrom gesprochen. Trotzdem soll es hier noch einmal erwähnt werden. Frauen mit Hochstapler-Syndrom zweifeln trotz offensichtlicher Erfolge oft an ihren Fähigkeiten und führen ihren Erfolg auf Glück oder äußere Faktoren zurück.
- **Körperliche Symptome:** RSD kann sich in körperlichen Symptomen wie Spannungskopfschmerzen, Herzklopfen, Magen- oder Darmproblemen, Muskelverspannungen, chronischen Schmerzen und Schlaflosigkeit äußern, besonders in Phasen außergewöhnlich emotionaler Belastung.
- **Hormone:** RSD tritt häufig abhängig vom Menstruationszyklus auf, insbesondere bei Erkrankungen wie PMDS, und ist in den letzten 10–14 Tagen des Zyklus besonders schwer zu ertragen. Sie kann sich auch während der Pubertät, nach der Geburt sowie während der Perimenopause und der Menopause verschlimmern, da Schwankungen des Östrogenspiegels den Dopaminspiegel beeinflussen. Schwankende Spiegel an Progesteron, das kurz nach dem Eisprung beginnt anzusteigen, können bei neurodivergenten Frauen depressive Stimmungsveränderungen hervorrufen und zu einer erhöhten emotionalen Sensibilität führen. Weitere Informationen zu Hormonen findest du in Kapitel 5.

ERFAHRUNGEN

Erst als ich mit meinem Partner eine schwere RSD-Episode hatte, wurde mir klar, wie sehr mich das belastet hat. Ich hatte Angst, dass es das Ende meiner Beziehung bedeuten könnte. Ich ging zu meinem Arzt, der bei mir ADHS diagnostizierte.

Julie, 58

SELBSTHILFE

Innere Ruhe finden

Die folgenden Techniken helfen, RSD zu lindern und die Gedanken zur Ruhe zu bringen.

Psychologisches Wissen aneignen

Das Wissen über ADHS und RSD, deren Symptome und Ausprägungen hilft, einfühlsamer und weniger wertend mit sich umzugehen. So kann man gelassener reagieren, wenn man das nächste Mal durch einen Auslöser getriggert wird.

Therapie und Coaching

Für eine individuelle Beratung und Unterstützung kann es sinnvoll sein, sich an therapeutische Fachkräfte oder Coaches zu wenden, die Erfahrung mit ADHS und RSD haben. Bei der emotionalen Heilung nach einer ADHS-Diagnose kann die Unterstützung durch Fachleute, die die eigenen Erfahrungen bestätigen und mit evidenzbasierten Methoden arbeiten, enorm hilfreich sein. Sowohl die neurodivergent-affirmative kognitive Verhaltenstherapie (KVT) als auch die dialektisch-behaviorale Therapie (DBT) können die Auswirkungen von RSD lindern.

Neben dem Bewusstsein und Verständnis für ADHS kann eine Therapie helfen, neue Fähigkeiten zur Emotionsregulierung zu entwickeln, negative Denkmuster zu überwinden und das Selbstwertgefühl zu stärken. Coaching hilft, Muster und Zyklen im eigenen Verhalten, Denken, Glauben und Handeln zu erkennen, damit man nicht länger blind agiert, sondern aktiv auf eine leichtere, bessere Zukunft voller Potenzial hinarbeiten kann.

Selbstakzeptanz und Selbstmitgefühl

Selbstmitgefühl zu üben bedeutet, sich selbst mit Güte, Freundlichkeit und Verständnis zu begegnen, insbesondere in schwierigen Momenten. Dies kann helfen, den selbstkritischen Tendenzen entgegenzuwirken, die oft mit RSD einhergehen.

KVT & DBT

KVT konzentriert sich auf die Identifizierung und Veränderung negativer Denkmuster und Verhaltensweisen. KVT-Techniken sind auf ADHS zugeschnitten, sie wirken Grübeleien entgegen, definieren die eigenen Fähigkeiten neu und zerlegen anspruchsvolle Aktivitäten in überschaubare Aufgaben. Die DBT nutzt KVT-Techniken und Achtsamkeitsstrategien. Der Schwerpunkt liegt auf Emotionsregulation, Stresstoleranz und zwischenmenschlicher Kompetenz, die für die Bewältigung von RSD-Symptomen entscheidend sind.

Unterstützung suchen und Grenzen setzen

Der Kontakt zu verständnisvollen Freunden oder Freundinnen, Familienmitgliedern oder Selbsthilfegruppen kann Bestätigung und Ermutigung bieten. Wenn du dich mit deiner ADHS-Problematik isoliert fühlst, suche den Erfahrungsaustausch mit anderen ADHS- oder RSD-Betroffenen. Versuche auch, Grenzen in Beziehungen und am Arbeitsplatz zu setzen. Dadurch kannst du Situationen vermeiden, die RSD auslösen.

Medikamente

Es ist nachgewiesen, dass bestimmte Medikamente bei emotionaler Dysregulation und RSD enorm hilfreich sein können. In manchen Fällen können Medikamente, die gegen ADHS-Symptome verschrieben werden, auch RSD lindern. Die enge Zusammenarbeit mit einer auf ADHS spezialisierten medizinischen Fachkraft ist unerlässlich, denn es kann nötig sein, verschiedene Medikamente und Dosierungen auszuprobieren. ADHS-Merkmale und -Symptome sind so individuell wie die Gene und das Nervensystem. Informiere dich gut, damit du im Arztgespräch deine Meinung vertreten kannst und die Optionen findest, die für dich am besten geeignet sind.

Der bewusste Aufbau deines Selbstwertgefühls kann eine wertvolle Kraftquelle sein, wenn du dich immer wieder emotional erschöpft fühlst.

Biologische Zusammenhänge verstehen

Der Schlüssel zum Umgang mit RSD liegt im Verständnis ihrer Verbindung zu körperlichen Vorgängen. Das autonome Nervensystem (ANS) steuert alle unbewussten Körperprozesse, die ablaufen, ohne dass wir es bemerken (zum Beispiel die Atmung). Das ANS besteht aus dem sympathischen (Sympathikus) und dem parasympathischen Nervensystem (Parasympathikus): Die Aktivierung des Sympathikus löst eine Kampf-oder-Flucht-Reaktion aus, während die des Parasympathikus Beruhigung und Entspannung verstärkt. Das gezielte Aktivieren des Parasympathikus ermöglicht es, bewusster und weniger sprunghaft zu reagieren. Weitere Informationen zum Nervensystem findest du in Kapitel 4.

DAS NERVENSYSTEM BERUHIGEN

Der Parasympathikus wird umgangssprachlich auch als »Ruhe- und Verdauungssystem« bezeichnet, da dessen Aktivierung zur Nahrungs- und Energieverarbeitung beiträgt, während man ruht. Wenn die Kampf-oder-Flucht-Reaktion des sympathischen Nervensystems den Körper zu überfordern droht, kann man bewusst langsam atmen. Das signalisiert dem Körper, dass keine Gefahr besteht und er vom sympathischen zum parasympathischen System umschalten kann. Daraufhin wird der Cortisolspiegel gesenkt und alle Anzeichen von Anspannung werden reduziert.[16]

Emotionen regulieren

Im Folgenden geht es um maßgeschneiderte Strategien, mit denen du deine emotionalen Reaktionen regulieren kannst.

RSD hinterfragen

Kognitive Umstrukturierung ist eine Technik der kognitiven Verhaltenstherapie (KVT), mit der durch RSD ausgelöste Gedanken hinterfragt werden können. So lassen sich negative Gedanken identifizieren, in Frage stellen und durch konstruktivere Alternativen ersetzen. Wenn man zum Beispiel denkt: »Ich werde nie auf Partys eingeladen«, kann man sich daran erinnern, dass man Geselligkeiten mit vielen Leuten eigentlich nicht mag, sondern Freundschaften lieber einzeln pflegt.

ERKENNEN

Erkenne RSD, wenn sie auftritt. Achte auf körperliche Empfindungen wie Herzrasen. Halte inne, um Abstand zu gewinnen, vor allem, wenn du merkst, dass du emotional aufgewühlt bist.

↓

HINTERFRAGEN

Überlege, wie wahr deine Gedanken sind. Kennst du die ganze Geschichte? Ziehst du voreilige Schlüsse oder betreibst du Schwarzweißmalerei?

↓

VERÄNDERN

Schaffe eine ausgewogenere Perspektive, wie zum Beispiel: »Ich treffe meine Freunde lieber einzeln.« Oder: »Es ist okay, dass ich nicht mit Leuten zusammen bin, mit denen ich mich nicht wohl fühle.«

Sich auslösenden Situation behutsam stellen

Es geht darum, sich bewusst Situationen auszusetzen, die RSD auslösen könnten, und zwar so, dass man das Gefühl hat, alles noch kontrollieren zu können. So wird Toleranz aufgebaut und die Empfindlichkeit mit der Zeit reduziert. Nehmen wir als Beispiel soziale Ängste, die oft mit RSD einhergehen. Überlege, was das schlimmste Ergebnis in einer sozialen Situation sein könnte: zum Beispiel ein Treffen zu organisieren, bei dem du befürchtest, dass niemand kommt. Setze dich dieser Angst jetzt auf eine Weise aus, die du aushalten kannst. Das muss nicht bedeuten, eine große Veranstaltung zu organisieren. Eine Freundin, mit der du gerne Zeit verbringst, zum Abendessen einzuladen, ist ein guter Anfang.

Stresstoleranz aufbauen

Lerne Techniken, um mit Frustration und Stress umzugehen, ohne impulsiv zu handeln. Dabei können Stresstoleranz-Techniken wie TIRP helfen, um die Intensität emotionaler Reaktionen bei Überforderung schnell zu reduzieren:

T – TEMPERATUR
Spritze dir kaltes Wasser ins Gesicht oder nimm ein Eisbad.

I – INTENSIVE BEWEGUNG
Versuche es mit Powerwalking, Laufen oder Krafttraining.

R – RHYTHMISCHES ATMEN
Übe Techniken wie die Box-Atmung (siehe S. 58).

P – PROGRESSIVE MUSKELENTSPANNUNG
Muskeln bewusst anspannen und entspannen, das reduziert Stress.

Ein RSD-Gedankentagebuch führen

Wenn du das nächste Mal unter einer RSD leidest, nimm dir einen Moment Zeit, um zu notieren, was passiert ist, wie du die Situation interpretiert und verarbeitet hast und was deine innere Stimme dir sagt. Viele Frauen mit ADHS finden, dass das Aussprechen der Gedanken eine hilfreiche Methode ist, verletzende Situationen zu verarbeiten und zu verstehen.

BEISPIEL FÜR EINEN EINTRAG IM RSD-GEDANKENTAGEBUCH

Die Fakten: Mein Chef hat mich für nächste Woche zu einem Gespräch eingeladen.

Meine Gedanken: Er ist nicht zufrieden mit meiner Arbeit und wird mir sicher kündigen.

Das spricht dafür: Ich war in letzter Zeit öfter krankgeschrieben und fühle mich ziemlich ausgebrannt.

Das spricht dagegen: Mein Chef betont regelmäßig, dass ich eine große Bereicherung für das Unternehmen bin.

Alternative Erklärung: Er will vielleicht ein neues Projekt besprechen, nach meinem Befinden fragen oder mir eine andere Stelle anbieten. Es muss nicht unbedingt negativ sein.

Innere Weisheit: Vielleicht kann ich darauf vertrauen, dass dieses Gespräch einen positiven Ausgang haben wird.

Beruhigende Atmung

Bewusstes Atmen (»Atemarbeit«) ist eine einfache Möglichkeit, den Parasympathikus zu aktivieren, den Geist zu beruhigen, den Körper zu erden und reaktive Emotionen zu bewältigen.

Box-Atmung (Quadrat-Atmung)

Die Box-Atmung zielt darauf ab, den normalen Atemrhythmus wiederherzustellen. Sie eignet sich auch hervorragend bei Reizzuständen durch RSD, in Stresssituationen oder einfach zur Neufokussierung.

1. Setze dich aufrecht hin und stelle die Füße flach auf den Boden.
2. Schließe die Augen und atme ein paar Mal tief durch.
3. Atme durch die Nase ein und zähle dabei langsam bis vier. Spüre, wie die Luft in deine Lungen strömt.
4. Halte den Atem an, während du langsam bis vier zählst.
5. Atme vier Sekunden lang langsam aus.
6. Wiederhole die Schritte 3–5 vier Minuten lang oder bis du ruhig und fokussiert bist.

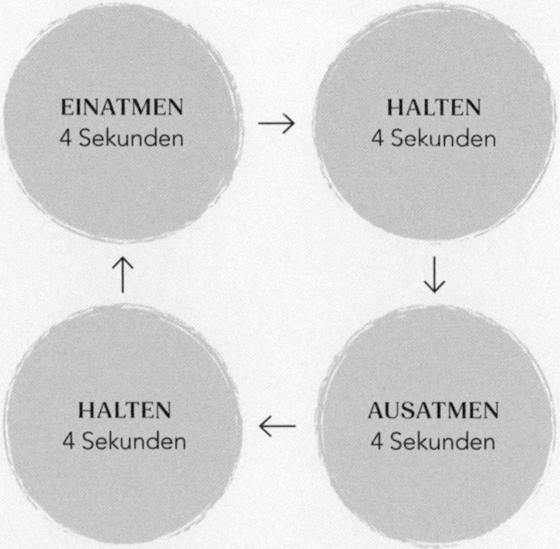

Zwerchfellatmung (Bauchatmung)

Diese Technik fördert den Sauerstoffaustausch und ist eine großartige Möglichkeit, um Stress abzubauen.

1 Setze oder lege dich bequem hin und lege eine Hand auf den Bauch und die andere auf die Brust.

2 Atme langsam durch die Nase ein. Lasse dabei den Bauch deine Hand nach außen drücken, während deine Brust relativ ruhig bleibt.

3 Atme langsam durch Mund oder Nase aus und spanne dabei die Bauchmuskeln an, um die Luft herauszupressen.

4 Wiederhole dieses Atemmuster einige Minuten lang und konzentriere dich dabei auf das Heben und Senken deines Bauches.

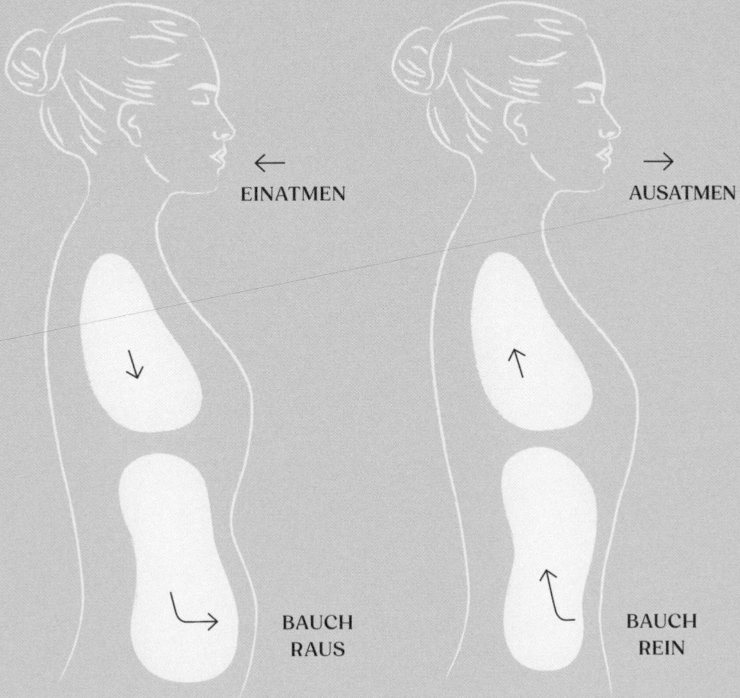

RSD erkennen lernen

RSD zu erkennen, ist die halbe Miete, um deren Auswirkungen einzudämmen. Folgender Ansatz hilft, um RSD-Emotionen zu bewältigen und zu verarbeiten.

1 *Aufmerksam sein*

Achte zunächst auf die Anzeichen deines Körpers, wenn du unter RSD leidest. Hast du ein unangenehmes Gefühl im Hals oder im Magen? Rast dein Herz oder pocht dein Kopf?

2 *Nicht werten*

Identifiziere deine RSD jetzt, ohne es zu bewerten. Sei dir einfach bewusst, dass sie auftritt. Indem du die RSD benennst, zähmst du sie. Dann ist sie nicht länger ein Charakterfehler oder eine Schwäche. Sie ist einfach eine heikle Komponente der ADHS.

3 *Nachsicht zeigen*

Sprich mit dem RSD-Anteil in dir. Sage etwas in der Art wie: »Ich verstehe, dass ich aufgrund dieser auslösenden Situation intensive Gefühle habe. Auch wenn sich in meinem Körper und meinen Gefühlen gerade alles übersteigert anfühlt, bin ich mir meiner Neigung zu RSD bewusst und schenke mir selbst Nachsicht und Vergebung für meine momentane Reaktion.«

4 *Dem Gefühl nachspüren*

Nimm dir Zeit, deine Gefühle zu verarbeiten und aufzuschreiben. Wo spürst du die Emotionen in deinem Körper? Denke daran, mitfühlend und freundlich mit dir selbst zu sprechen, während du die Emotionen durchlebst.

Strategien für die Zukunft

- Merke dir deine persönlichen RSD-Trigger, um dich für die Zukunft besser vorzubereiten. Wenn du RSD bereits im Vorfeld spürst, kannst du die Situation besser einschätzen und bewältigen.
- Übe Techniken wie einfache Atem- oder Klopfübungen. Probiere sie aus, wenn du ruhig und ausgeglichen bist, damit sie dir leichter fallen, wenn du sie im Ernstfall brauchst.
- Übe beruhigende Bewältigungsstrategien und Ablenkungsmechanismen. Laufen oder Powerwalken baut negative Energie ab und steigert die Produktion von »Wohlfühlbotenstoffen« im Gehirn.
- Halte gesunde Grenzen ein. Tritt für deine Bedürfnisse selbstbewusster ein und erkenne deine Tendenz, anderen zu gefallen. Deine Gefühle sind wichtig.
- Übe Selbstakzeptanz und Nachsicht. Erinnere dich immer wieder selbst daran, dass du einfach ein Mensch bist, der das Leben manchmal sehr intensiv erlebt.
- Akzeptiere deine Misserfolge und feiere deine Erfolge. Alle machen Fehler und oft laufen die Dinge anders, als man hofft.

ZEIT ZUM REFLEKTIEREN

Wenn es dir gut passt, denke über folgende Fragen nach. Du kannst sie in einem Tagebuch festhalten, um deine Fortschritte zu verfolgen.

Was bemerkst du in deinem Körper, wenn emotionale Sensibilität oder RSD aufkommt?

Welche Bewältigungsmechanismen hast du, die dir helfen?

Hast du drei Hilfsmittel, die du nutzen kannst, wenn du übersteigerte Emotionen oder RSD schwer in den Griff bekommst?

KAPITEL 4

Reguliere das Nervensystem

Im folgenden Kapitel wird untersucht, wie das Nervensystem überaktiv und dysreguliert wird. Wie fühlt sich das an? Warum passiert es und was kann man tun, um es im Gleichgewicht zu halten? Möglichkeiten zur Selbstregulation und individuelle Bewältigungsstrategien werden gezeigt. Du kannst sie einsetzen, wenn dich das Leben zu überwältigen droht.

DAS PROBLEM

Leben mit dysreguliertem Nervensystem

Wenn du dieses Buch liest, insbesondere als Frau mit spät diagnostizierter ADHS, ist dir die Erfahrung, mit einem gestörten Nervensystem zu leben, wahrscheinlich nicht neu, auch wenn du dir dessen vorher nicht bewusst warst. Jetzt ist es höchste Zeit, dass du lernst, wie du wieder Kontrolle über das überforderte Nervensystem und deinen erschöpften Körper zurückgewinnen kannst.

Lange bevor ich von meiner ADHS wusste, bemerkte ich mein überaktives Nervensystem, das mich in Phasen von chronischem Stress nervös und zittrig machte – das genaue Gegenteil von dem, was ich nach einer Stunde Yoga oder einem Spaziergang in der Natur fühle. Die meisten neurodivergenten Menschen haben ein empfindliches Nervensystem und benötigen viel Ruhe, Erholung und Entspannung. Die Merkmale von ADHS können es jedoch schwierig machen, diesen Gefühlszustand zu erreichen.

Menschen mit ADHS haben oft extrem hohe Erwartungen an sich und wollen, getrieben vom Dopaminbedürfnis, immer noch eine Extraschleife drehen. Neben den beeinträchtigten exekutiven Funktionen und Problemen mit dem Arbeitsgedächtnis fühlen sie sich ständig, als würden sie sich im Kreis drehen – sie sind beschäftigt, haben aber dabei nicht das Gefühl, viel zu schaffen. Darum arbeiten sie trotz Erschöpfung immer weiter, um ihr Ziel zu erreichen. Kein Wunder, dass das Nervensystem bei ADHS damit zu kämpfen hat.

ERFAHRUNGEN

Bevor ich meine ADHS verstand, litt ich unter schweren körperlichen und psychischen Problemen – ich hatte vor allem Angst. Im Nachhinein wurde mir klar, wie dysreguliert mein Nervensystem war.

Emma, 53

Die Symptome erkennen

Ein dysreguliertes Nervensystem bei ADHS kann sich auf folgende Weise zeigen:

- Überarbeitung, permanente Produktivität oder Beschäftigungsdrang
- Unruhe, Angst vor Ruhe, Unfähigkeit, sich zu entspannen; Glaube, dass es immer noch mehr zu tun gibt und man ständig im Rückstand ist oder versagt
- Mangelnde Grenzen und übermäßiges Anpassungsverhalten
- Erhöhte Sensibilität gegenüber dem Verhalten anderer
- Gefühl der Lähmung; unfähig, produktiv zu sein oder Aufgaben zu beginnen
- Erleben von Abschalten (eine »Einfrieren«-Reaktion), Überwältigung und gefühlloser Distanz
- Nebennierenschwäche und Burn-out

FUNKTION DES NERVENSYSTEMS

Über das Nervensystem werden Nachrichten zwischen Gehirn und Körper übermittelt. Im Idealfall funktioniert dieses System wie eine gut geölte Maschine, die das Geschehen in der Umgebung erfasst und interpretiert und nur bei unmittelbarer Bedrohung Panik auslöst. Ist das Nervensystem jedoch dysreguliert und überaktiv, reagieren Betroffene oft unverhältnismäßig auf wahrgenommene Bedrohungen. Dies kann eine Überreaktion sein, die sich in Wutausbrüchen und Zorn äußert, oder eine Unterreaktion wie Rückzug oder Abschottung.

Die Ursachen verstehen

Die Erforschung des Zusammenhangs zwischen ADHS und Nervensystem steht noch am Anfang. Durch Gespräche mit der ADHS-Community und in meinem Podcast lerne ich von Betroffenen, deren Nervensystem permanent überaktiv ist. Diese Gespräche und meine eigene Forschung haben mich zur Überzeugung gebracht, dass die Dysregulation oft auf jahrzehntealte Traumata und herausfordernde Lebenserfahrungen[17] zurückzuführen ist und durch Entzündungen im Gehirn und Körper verursacht wird. Dazu können negative Kindheitserlebnisse, familiäre Probleme, Sucht, Essstörungen, unverstandene gesundheitliche Probleme, schulische und soziale Ablehnung und vieles mehr gehören. Das Nervensystem fungiert als Warnsystem und warnt vor potenziellen zukünftigen Bedrohungen, um so vor weiteren negativen Erfahrungen zu schützen.

Die Heilung beginnt

Leider sind Traumata eine häufige Begleiterscheinung von nicht diagnostizierter ADHS. Auswirkungen von chronischen Schmerzen, unter denen man leidet, von Problemen, die man verschweigt, und von Situationen, mit denen man in der Vergangenheit völlig überfordert war, dürfen niemals unterschätzt werden. Zu Beginn der Heilung solltest du dir daher etwas Zeit zu nehmen, das Nervensystem und dessen Auswirkungen auf deine Gesundheit und dein Wohlbefinden zu verstehen.

Ich wünschte, es gäbe mehr Informationen über das neurodivergente Nervensystem, aber wie in vielen Bereichen der ADHS-Forschung ist auch hier noch wenig darüber bekannt. Die Erfahrungen, die ich selbst gemacht habe, und Gespräche mit vielen Frauen haben jedoch bestätigt, dass lebenslange gesundheitliche Komplikationen und andere Probleme mit einem stark dysregulierten und überlasteten Nervensystem in Verbindung gebracht werden können.

DIE ERKLÄRUNG

Das Nervensystem verstehen

Jetzt tauchen wir etwas tiefer in das komplexe Nervensystem und dessen Verbindung zu ADHS ein. Wenn man die Funktionsweise des Nervensystems besser versteht, fallen die eigene Beruhigung und Selbstregulation leichter.

Kampf oder Flucht

Wenn du mit ADHS lebst, kennst du das Gefühl von »Kampf oder Flucht«. Die Kampf-oder-Flucht-Reaktion wird vom sympathischen Nervensystem ausgelöst, um vor potenziell bedrohlichen Situationen zu schützen. Sie fühlt sich wie ein Zustand höchster Alarmbereitschaft an und löst viele physiologische Veränderungen in Vorbereitung auf drohende Gefahr aus, wie erhöhte Herzfrequenz, verbesserte Muskelkraft, gesteigerte Sinneswahrnehmung und überaktive geistige Aktivität.

Als Menschen in Höhlen lebten und nach gefährlichen Tieren oder Feinden Ausschau hielten, war die Reaktion nützlich. Sie ist weniger hilfreich, wenn sie durch Erfahrungen wie einen negativen Kommentar in einer E-Mail, Trolling in sozialen Medien oder das Gefühl der Zurückweisung in einer sozialen Situation ausgelöst wird. Obwohl diese Szenarien nicht lebensbedrohlich sind, reagiert das sensible Nervensystem mit einer Kampf-oder-Flucht-Reaktion.

ERFAHRUNGEN

In meinen schlimmsten Momenten fühlte ich mich ständig überfordert und weinte viel. Ich hatte Panikattacken und geriet in eine Art Starre, in der ich nicht mehr klar denken oder Sätze bilden konnte. Schließlich brach mein Nervensystem zusammen und ich war monatelang arbeitsunfähig.

Sarah, 52

Hypervigilanz

Hypervigilanz tritt auf, wenn die Kampf-oder-Flucht-Reaktion überaktiv wird und man in einen anhaltenden Angstzustand versetzt wird. Viele Frauen mit ADHS haben diesen Zustand schon mindestens einmal erlebt, da manche ADHS-Merkmale dazu führen können, dass man sich festgefahren oder isoliert fühlt.

Als Beispiel sei das Verhältnis zur Zeit genannt. Durch unterschiedliche Zeitwahrnehmung über- oder unterschätzen Frauen mit ADHS oft die Zeitdauer. Daher sind sie oft chronisch unpünktlich, ohne es kontrollieren zu können. Das erzeugt Angst und belastet das Nervensystem.

Ein weiteres Beispiel ist die Kombination aus Prokrastination und Perfektionismus. Frauen mit ADHS tun sich oft schwer, ein Projekt zu beginnen, es sei denn, sie haben zum Thema bereits promoviert oder sich tagelang mit jedem noch so kleinen Detail auseinandergesetzt. Das kann dazu führen, dass Betroffene erst mit dem Projekt anfangen, wenn die Deadline so nah rückt, dass nichts anderes mehr übrig bleibt, als die ganze Nacht Energydrinks zu schlürfen und die 10 000 Wörter lange Dissertation zu schreiben, die bis 9 Uhr fällig ist. Danach kann es eine Woche dauern, bis sich Cortisol- und Nebennierenspiegel erholt haben, und es kann zum Auftreten eines Burn-outs kommen. Und das, liebe Leidensgenossinnen, nenne ich, unser Nervensystem in einen Zustand erhöhter Wachsamkeit zu versetzen.

ZEIT ZUM REFLEKTIEREN

Nimm dir ein paar Minuten Zeit, um die Beispiele noch einmal durchzugehen: Erinnern dich diese Erfahrungen an dich? Vielleicht möchtest du einige Situationen notieren, in denen du etwas Ähnliches erlebt hast, und wie du dich dabei gefühlt hast?

Die Polyvagal-Theorie

Die von Dr. Stephen Porges entwickelte Polyvagal-Theorie basiert auf der Annahme, dass ein Zusammenhang zwischen den unbewussten körperlichen Reaktionen des Nervensystems (wie Atmung und Herzschlag) und den Emotionen sowie dem Verhalten besteht. Sie beschreibt, wie Menschen auf Gefahren in der Umgebung reagieren und wie der Körper unbewusst darauf reagiert. Die Polyvagal-Theorie ist besonders für Menschen mit hoher Stressempfindlichkeit interessant, denn sie argumentiert, dass durch das Verständnis des körperlichen Zustands auch die emotionalen Reaktionen verstanden werden können.

Dr. Porges entwickelte sein Konzept der Polyvagal-Theorie um eine »Polyvagal-Leiter-Metapher«. Mit dem Bild einer Leiter (siehe S. 83) beschrieb er, wie Menschen auf Stress reagieren.

- **Obere Stufe (»ventral-vagal«):** ein sicherer, verbundener und sozialer Zustand. Man ist voller Energie, Leidenschaft und Hoffnung. Menschen sind offen für soziales Engagement.
- **Mittlere Stufe (»sympathisch«):** ein mobilisierter Kampf-oder-Flucht-Zustand. Man ist ängstlich, ungeduldig, aufgeregt, wütend oder hyperwachsam. Menschen in diesem Zustand sind bereit, aktiv zu werden und der wahrgenommenen Gefahr zu entkommen.
- **Unterste Stufe (»dorsal-vagal«):** ein Zustand des Zusammenbruchs und der Abschaltung. Man ist unfähig, zu kommunizieren und die Emotionen zu regulieren. Es fällt schwer, aus dem Bett aufzustehen oder um Hilfe zu bitten. Man fühlt sich hilflos, ohne Hoffnung und ohne Lösungen. In diesem Zustand ist man quasi handlungs- und bewegungsunfähig.

Porges beobachtete, dass diese Zustände als Reaktion auf äußere und innere Reize nacheinander durchlaufen werden und dass dies fließend und schnell geschehen kann. Der ideale Zustand ist der »ventrale« Zustand, doch für viele Frauen mit ADHS ist dieser leider zu flüchtig und sie befinden sich häufiger im »sympathischen« oder sogar »dorsalen« Zustand.

Wenn du erkennst, in welchem Zustand du dich gerade befindest, kannst du klarer und geerdeter reagieren.

Dein Normalzustand

Wenn man sich selbst besser kennt, fällt es leichter, den »Normalzustand« zu erkennen. Dieser Zustand ist nicht immer besonders angenehm oder erwünscht: Nach einem Trauma stecken einige beispielsweise oft im Dorsalzustand fest. Viele Jahre lang bestand mein »Normalzustand« aus »Kampf, Flucht oder Erstarren«, einer Reaktion des sympathischen Nervensystems. Ich war permanent in der dorsalen Phase gefangen und mein Körper konnte sich nie vollständig entspannen.

Wenn auch du in den Kampf-, Flucht- oder Erstarrungsmodus verfällst, kann das viele Gründe haben: Vielleicht hast du in deiner Kindheit ein Trauma erlebt, zum Beispiel durch einen gewalttätigen Angehörigen, und musstest (zu Recht) auf der Hut sein, um dich selbst zu schützen. Oder es gab in deiner Familie eine Suchterkrankung, bei der du jeden Tag aufs Neue darauf achten musstest, welche Version einer Person zum Vorschein kommt. Oder es ist eine Folge von ADHS selbst, vor allem, wenn du jahrelang versucht hast, dich ohne Diagnose durchs Leben zu schlagen. Sei nachsichtig mit dir, während du die Zustände kennenlernst, in die dein Körper automatisch verfällt: Sie beruhen auf deinen Erfahrungen und lassen sich nicht so leicht kontrollieren.

ZEIT ZUM REFLEKTIEREN

Nimm dir etwas Zeit, um über deinen »Normalzustand« nachzudenken. Wo auf der Polyvagal-Skala steht er? Notiere, wie deine bisherigen Lebenserfahrungen dazu beigetragen haben könnten.

SELBSTHILFE

Das Nervensystem beruhigen

Als Nächstes erörtern wir einfache Änderungen, um im Alltag das dysregulierte Nervensystem zu beruhigen.

Trigger und Glimmer erkennen

Die Autorin und Polyvagal-Expertin Deb Dana baut auf der Theorie von Dr. Porges (siehe S. 70) auf, indem sie traumatische oder schwierige Ereignisse, die Betroffene auf der Polyvagal-Leiter nach unten rutschen lassen, als »Trigger« und aufbauende, beruhigende oder verbindende Momente als »Glimmer« bezeichnet. Das Erkennen der eigenen Trigger und Glimmer kann helfen, das Nervensystem zu regulieren.

Die meisten Menschen mit ADHS sind bereits gut darin, die Trigger zu identifizieren, die ihnen das Gefühl von Isolation, Dysregulation, Angst oder Unruhe geben. Da Menschen dazu neigen, eher Negatives wahrzunehmen, kann das Fokussieren auf Glimmer Übung erfordern. Denke an eine Zeit zurück, in der du dich sicher und verbunden gefühlt hast. Glimmer können für jeden anders und einzigartig sein, aber du wirst wahrscheinlich ein Gefühl von Wärme, Ruhe, Verbundenheit, Geborgenheit und Erdung verspüren. Indem du ein paar Mal tief durchatmest, die Augen schließt und dich an einen leicht zugänglichen Glimmer erinnerst, kannst du von einem immobilisierten »dorsalen Vaguszustand« über einen »sympathisch mobilisierten« Zustand zu einem verbundenen »ventralen Vaguszustand« gelangen. Je mehr du dies übst, desto stärker und unter der eigenen Kontrolle fühlst du dich. Jetzt weißt du, dass äußere Situationen dich nicht mehr so leicht aus der Bahn werfen.

Abschalten

Stundenlanges Scrollen auf dem Handy kann den Kampf-, Flucht- oder Erstarrungsmodus aktivieren (besonders morgens) und überaufmerksam machen. Es ist entscheidend, mobile Geräte bewusster zu nutzen und sich Zeiten zum Abschalten zu nehmen.

Das neurodivergente Gehirn ist auf Dopaminsuche programmiert, was bedeutet, dass Frauen mit ADHS stärker zu Sucht neigen als neurotypische Menschen. Ein Teil dieses Dopaminsuchverhaltens dient auch der Selbstregulation und wird oft als »Stimming« (selbststimulierendes Verhalten) bezeichnet. Stimming ist für neurodivergente Menschen eine beruhigende Methode, um sich auszuruhen, zu regulieren oder neue Energie zu tanken. Deshalb sieht man Kinder mit ADHS oft mit abgekauten Nägeln oder Kinder, die herumkritzeln oder mit Zappelspielzeug spielen wollen. Als Erwachsene braucht man sich nicht dafür zu schämen, man sollte nur die beste sensorische Reaktion für sich finden.

Es ist ein Paradoxon, das uns immer wieder in die Quere kommt, wenn man kein Bewusstsein und Verständnis dafür schafft – was nicht so einfach ist, wenn man mittendrin steckt. Technologieunternehmen produzieren bewusst Geräte, die den Sympathikus stimulieren, damit wir sie möglichst oft nutzen.

Als Mensch mit ADHS solltest du dich besonders morgens und abends mit der Nutzung von Geräten zurückhalten, die du in diesem technikbesessenen »Immer-online«-Zeitalter verwendest, um dein dopaminempfindliches Gehirn zu schützen.

Die Art und Weise, wie du Dinge tust, ist nicht falsch oder kaputt, sie unterscheidet sich lediglich von der anderer, und das ist okay.

Ausreichend schlafen

Erholsamer Schlaf ist für das Wohlbefinden des Nervensystems entscheidend. Im Schlaf sinken die Aktivität des sympathischen Nervensystems[18] sowie Herzfrequenz und Blutdruck. So können Entzündungen im Körper abgebaut werden, das Gehirn kommt zur Ruhe und der Körper erholt sich. Leider hängen Schlafprobleme und ADHS eng zusammen. Durch das hyperaktive Gehirn Betroffener und den hyperaktiven Körper (wie z. B. die ADHS-Begleiterkrankung Restless-Legs-Syndrom, kurz RLS) ist das Einschlafen häufig erschwert und der Schlaf ist oft wenig erholsam. Das heißt, das sympathische Nervensystem bekommt nicht die Ruhe, die es benötigt. Es ist auch nicht ungewöhnlich, dass Menschen mit ADHS frühmorgens aufwachen und als Erstes an ihre endlose To-do-Liste denken, wodurch das Nervensystem fast augenblicklich in einen cortisolbedingten sympathischen Zustand versetzt wird.

Schlafmangel vermeiden

Vielbeschäftigte Menschen neigen dazu, absichtlich spät schlafen zu gehen, obwohl sie müde sind, um vorher noch Zeit für sich selbst zu haben.[19] Auch wenn sich das im Moment gut anfühlt, bedeutet es, dass man nicht genügend Schlaf bekommt, um das Nervensystem für den nächsten hektischen Tag auszuruhen. Schlafmangel kann sich negativ auf die ADHS-Symptome auswirken.[20] Abgesehen davon, dass man sich nach einer schlechten Nacht körperlich und geistig erschöpft fühlt, kennen wohl alle das Gefühl, deutlich gereizter und unkonzentrierter zu sein. Schlaf ist ein entscheidender Faktor für die Gesundheit des Gehirns. Er spielt eine wichtige Rolle bei der Organisation der Erinnerungen, beeinflusst die Stimmung, Energie, Motivation und exekutiven Funktionen und wirkt sich auf die Lernfähigkeit aus. Er ist außerdem lebenswichtig für die Gesundheit von Gehirn, Nervensystem und Herz-Kreislauf-System.[21]

Schlaf und Hormone

Bei Frauen mit ADHS können Hormone den Schlaf stark beeinflussen, insbesondere während der Perimenopause und Menopause. Zwischen Eisprung und Menstruation sinken die Östrogen- und Progesteronspiegel, was zu gedrückter Stimmung, Angstzuständen und Schlaflosigkeit beiträgt und die Stressresistenz verringert. Die Hormonersatztherapie (HRT) war für mich ein echter Wendepunkt, da das bioidentische Progesteron beruhigend wirkt und meine Schlafqualität in der zweiten Zyklushälfte erheblich verbessert hat. Während der Perimenopause ist es wichtig, einen optimalen Progesteronspiegel zu finden – nicht nur, um besser zu schlafen, sondern auch, um widerstandsfähiger, ruhiger und emotional ausgeglichener zu sein.

Schlaf ist eine ernste Angelegenheit

Bei ADHS muss die Schlafhygiene priorisiert werden, um das Gehirn bestmöglich zu stärken. Das bedeutet, dass Handys, Tablets und andere elektronische Geräte vor den Händen der »Dopamin-Suchenden« versteckt werden müssen. Indem du einen zirkadianen Rhythmus pflegst und morgens Sonnenlicht tankst sowie abends die künstliche Beleuchtung reduzierst, verbesserst du deinen Schlaf. Ich habe auch festgestellt, dass es mir geholfen hat, in hochwertigere Matratzen, Bettwäsche und Kissen zu investieren – davon habe ich mehr als von einer Designerhandtasche, die im Regal verstaubt. Ach ja, und noch ein Tipp: Ich schwöre auf Magnesiumglycinat, Ohrstöpsel, beruhigende ätherische Öle, ein geöffnetes Fenster, das kühle Luft ins Zimmer lässt, und Verdunkelungsrollos. Für mich ist Schlaf eine ernste Angelegenheit, denn wenn ich gut schlafe, sind meine ADHS-Symptome leichter zu bewältigen und ich fühle mich wie eine bessere Version meiner selbst.

Ausreichend trinken

Wenn man dehydriert ist, wird das sympathische Nervensystem aktiviert, was zu Ängstlichkeit, Gereiztheit und Ungeduld führt.[22] Ich spüre die Auswirkungen einer unzureichenden Flüssigkeitszufuhr auf meine Energie, meine Stimmung und meine Konzentration fast sofort. 75% der Gehirnmasse besteht aus Wasser. Wenn man also dehydriert ist, fehlt dem Gehirn einer Person mit ADHS, das ohnehin schon härter arbeitet als die meisten neurotypischen Gehirne, dringend benötigter Treibstoff.

Es ist wissenschaftlich erwiesen, dass sich eine ausreichende Flüssigkeitszufuhr positiv auf das Wohlbefinden auswirkt. In einer Studie wurden Personen mit einer geringen täglichen Wasseraufnahme (unter 1,2 Liter) mit Personen mit einer hohen täglichen Wasseraufnahme (2–4 Liter) verglichen. Eine erhöhte Wasseraufnahme hatte bei der Gruppe mit geringer Wasseraufnahme einen positiven Einfluss auf das Schlafverhalten, während eine verringerte Wasseraufnahme bei denjenigen, die normalerweise eine höhere Menge trinken, nicht nur den Schlaf, sondern auch die Stimmung negativ beeinflusste.[23] Diese Studie konzentrierte sich nicht auf Personen mit ADHS, aber so sensibel wie deren Nervensystem ist, könnten die Auswirkungen bei ihnen noch stärker sein. Trinke Wasser, so oft du kannst. Achte beim Trinken darauf, wie du dich dabei fühlst und ob es dir hilft, den Tag besser zu bewältigen.

DEN VAGUSNERV AKTIVIEREN

Der Vagusnerv ist der größte der 12 Hirnnerven und Teil des autonomen Nervensystems. Er ist Hauptnerv des Parasympathikus (siehe S. 54). Zu dessen Funktionen gehören die Beruhigung des Körpers nach Stresssituationen, die Stimmungsregulierung, die Regulierung von Entzündungsreaktionen und die Signalübertragung vom Gehirn an andere Körperteile. Tägliche Übungen wie tiefes Atmen, Chanting, Kaltwasserexposition, Singen, Yoga und Achtsamkeit können den Vagusnerv stimulieren und aus dem Zustand von Kampf, Flucht oder Erstarrung befreien.

Vertraue dir, höre auf deinen Körper – mit seinen versteckten Zeichen – und lerne auf diese Weise, wie er kommuniziert.

Bewegung

Bewegung ist nicht nur für das körperliche Wohlbefinden, sondern auch für die geistige Gesundheit entscheidend. Bewegung erhöht die Anzahl der Blutgefäße und stimuliert so das Gehirn und den wichtigen Vagusnerv.[24] Jeder Körper ist auf Bewegung ausgelegt. Bei Bewegungsmangel »staut sich Energie im Körper und erzeugt zusätzlichen Stress«, so Jonathan Hoban, Pionier der Gehtherapie und Autor von *Walk With Your Wolf.* Hoban sagt: »Ich empfehle eine Stunde Gehen am Tag – idealerweise mindestens zwei 30-minütige Spaziergänge –, um das Gehirn optimal zu aktivieren. Diese Zeitspanne hilft, den Cortisolspiegel zu senken und die Nebennieren zu beruhigen. Zu viel des Stresshormons Cortisol kann zu verstärkter Angst und Nebennierenermüdung führen.«

Wenn man erst im späteren Leben eine ADHS-Diagnose bekommt, müssen oft jahrzehntelange, belastende Emotionen verarbeitet werden. Diese loszulassen, etwa durch somatische Übungen wie Tai Chi und Quigong, kann helfen, optimistisch in die Gegenwart und neugierig in die Zukunft zu blicken. Eine somatische Übung wird mit der Absicht praktiziert, sich auf das innere Erleben der Bewegung zu konzentrieren statt auf das äußere Erscheinungsbild oder das Endergebnis. Im Wesentlichen bewegst du den Körper, um zu erforschen, wo du Spannungen und blockierte Energie spürst. Wenn du Schmerzen, Verspannungen, Migräne oder ein Trauma hast, kann eine Fachkraft für somatische Bewegung helfen, Emotionen durch sanfte, wertfreie Bewegungen zu verarbeiten. Du kannst somatische Übungen auch zu Hause durchführen, ich empfehle jedoch, zuerst mit einer Fachkraft zusammenzuarbeiten, damit du weißt, wie du mit diesen freigesetzten Emotionen umgehen kannst.

ADHS und das Nervensystem

ALLEGRA FOXLIE, traumasensible Körpertherapeutin und Autorin

Das Nervensystem ist ein elektrochemisches Nachrichtensystem, das die gesamte körperliche und emotionale Gesundheit steuert. Es umfasst das Gehirn, das Rückenmark – eine wichtige Energieautobahn – und die Faszien – das sensorische Bindegewebe, das alle Organe umgibt. Stelle dir den Körper als riesiges Internet vor: Das Nervensystem sendet Signale an das endokrine (hormonelle) Kontrollzentrum, das wiederum die lebenswichtigen Organe des Körpers – Eierstöcke, Schilddrüse usw. – darüber informiert, welche Hormone zur richtigen Tageszeit und in welcher Menge produziert werden sollen. Es hat auch einen steuernden Einfluss auf das Immunsystem und die vasomotorische Funktion.

Traumata und Stress treten bei Menschen mit ADHS häufig auf, oft aufgrund einer höheren Wahrscheinlichkeit negativer Kindheitserlebnisse, insbesondere bei Menschen, die ohne Diagnose aufgewachsen sind. Diese Erlebnisse können zu einer Dysregulation des Nervensystems führen, was bedeutet, dass der Körper möglicherweise nicht die richtigen Signale und in manchen Fällen überhaupt keine Signale empfängt. Das heißt, dass das harmonische System – der Körper – auf überraschend schwer zu diagnostizierende Weise versagen kann.

Je mehr Traumata und Stress man erlebt, desto wahrscheinlicher sind gesundheitliche Probleme des Nervensystems. Daher sind Frauen mit ADHS besonders gefährdet. Dazu gehören Regelschmerzen, prämenstruelle dysphorische Störung (PMDS), prämenstruelle Exazerbation (PME), Fibromyalgie, Myome und Autoimmunerkrankungen wie komplexe chronische Schmerzen und chronische Müdigkeit. Rund 80 % der Menschen mit Autoimmunerkrankungen sind Frauen und dieser Anteil steigt in der Perimenopause und Menopause sprunghaft an, wenn Entzündungen stark zunehmen.

Bei traumatischen Erlebnissen empfehle ich die Zusammenarbeit mit einer Traumatherapeutin. Wenn du dich kurzzeitig dysreguliert fühlst, kannst du folgende einfache, aber wirksame Strategien anwenden:

- **Bespritze Hände, Füße und Gesicht mit sehr kaltem Wasser.** *Das schockiert das Nervensystem, was eine gute vorübergehende Lösung gegen Angstzustände sein kann.*

- **Atemarbeit.** *Atme durch die Nase ein, bis zum Bauch hinunter und zähle dabei bis vier. Atme dann durch den Mund aus und zähle dabei bis acht (das Verdoppeln der Ausatmung aktiviert unser heilendes parasympathisches Nervensystem und verlangsamt die Herzfrequenz).*

- **Tägliche körperliche Bewegung.** *Yoga, Pilates, Stretching, Rebounding – all das setzt beruhigende Endorphine frei.*

Für langfristige Veränderungen empfiehlt sich die Kombination von Körper- und Gesprächstherapie. Die Arbeit mit dem Körper hilft, das Nervensystem zu regulieren, und erleichtert so Konzentration und Aufnahme der Gesprächstherapie. Körpertherapietechniken sind neurogenes Zittern, neurogenes Yin Yoga sowie spannungs- und traumalösende Übungen. Dabei werden unwillkürliche Bewegungen genutzt, um den Hirnstamm zu aktivieren. Dadurch wird das Nervensystem neu gestartet und reguliert, Spannungen in den Faszien gelöst und die Verarbeitung traumatisierender Erlebnisse aus der Vergangenheit erleichtert.

Tiefgreifende Veränderungen im Nervensystem sind Grundlage emotionalen Glücks. Wenn das Nervensystem nicht reguliert ist, droht der Zusammenbruch, egal wie glücklich man nach außen wirkt. Es lohnt sich also, Zeit zu investieren, um zu lernen, wie man das Nervensystem regulieren und Traumata und Stress überwinden kann. «

NÜTZLICHE WERKZEUGE

Körper und Geist entspannen

Im Folgenden lernst du spezifische Strategien kennen, die dich bei der Kontrolle des Nervensystems unterstützen können. Die praktischen Methoden tragen zur Entspannung und Regulation von Geist und Körper bei.

Co-Regulation

Emotionen und Verhaltensweisen lassen sich durch unterstützende Interaktion mit einer vertrauenswürdigen Person bewusst regulieren.[25]

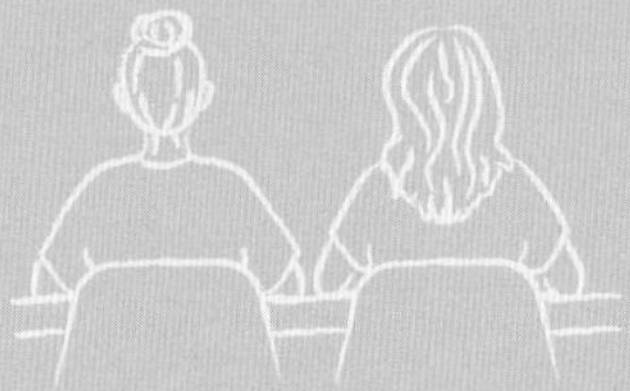

Body Doubling: Allein die Anwesenheit einer Person kann lähmende Überforderung verhindern und dir helfen, Aufgaben zu erledigen.

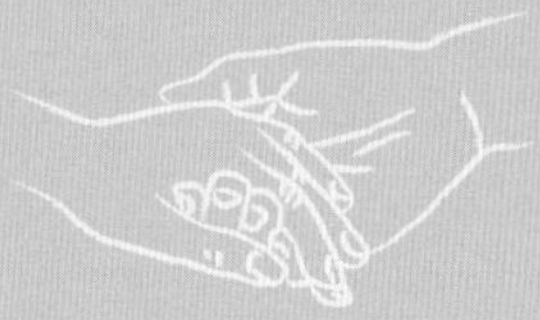

Hand halten: Wenn man sich überfordert fühlt, kann es schon hilfreich sein, jemandes Hand zu halten.

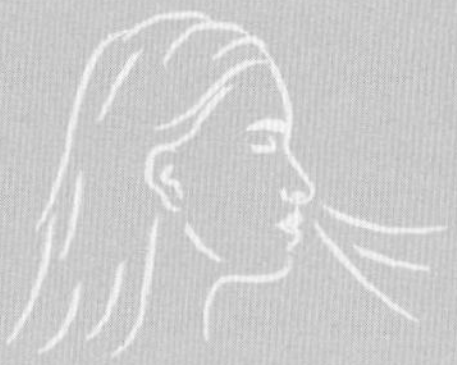

Gemeinsam atmen: reguliert Atmung und Herzfrequenz und unterstützt, wenn eine momentane Situation zu überwältigend ist.

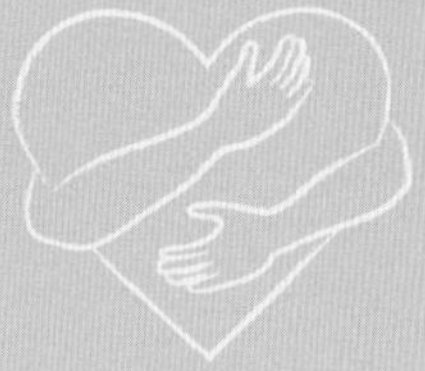

Umarmung: eine Umarmung, bei der sich die Herzen berühren. Haltet einander, bis ihr spürt, wie sich eure Atmung angleicht und ihr tief ausatmen könnt.

Das Toleranzfenster kennen

Das Toleranzfenster beschreibt den optimalen emotionalen Intensitätsbereich, in dem man sich reguliert fühlt und im Alltag gut funktionieren kann. Das Nervensystem arbeitet in diesem Zustand effektiv und wird nicht mehr aus dem Gleichgewicht gebracht. Unvermeidliche Stressfaktoren, denen jeder Mensch ausgesetzt ist, können innerhalb dieses Bereichs mit innerer Ruhe und Gelassenheit gemeistert werden. Überlege dir, wie du dein Toleranzfenster erweitern kannst.

ÜBERERREGUNG

Übererregung ähnelt dem »sympathisch aktivierten« Zustand, in dem man sich gestresst, wütend, ängstlich und überfordert fühlt. Zu den Symptomen gehören Panik, impulsives Verhalten, emotionale Ausbrüche, Muskelverspannungen und Schmerzen.

↓

Das verschließt dein Fenster:
Stress, Trauma, Sorgen, Groll, Bewegungsmangel, fehlende Grenzen, Überforderung, People Pleasing, Schlafmangel und schlechte Ernährung

↑

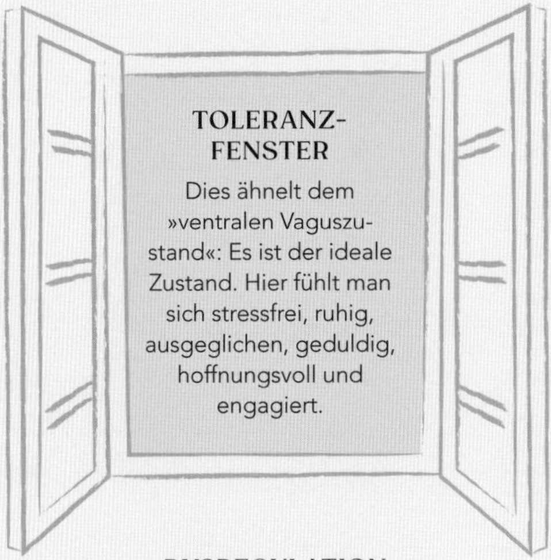

↑

Das öffnet dein Fenster:
Achtsamkeit, Bewegung, Therapie, Schlaf, Ruhe, gesunde Ernährung, ausreichende Flüssigkeitszufuhr, Alkoholreduzierung, Kreativität, Zeit in der Natur

↓

DYSREGULATION

Dysregulation ähnelt dem »dorsalen« Zustand. Man fühlt sich taub, machtlos, abgekoppelt, eingefroren und ausgelaugt. Zu den Symptomen gehören Dissoziation, Taubheitsgefühl und Depression.

Glimmer und Trigger erkennen

Zu Beginn dieses Kapitels wurde die Theorie der polyvagalen Leiter (siehe S. 70) besprochen. Sie erklärt, wie das Nervensystem eine Hierarchie von Zuständen durchläuft, von Sicherheit und Verbundenheit (»ventral-vagal«) bis hin zur Abschaltung (»dorsal-vagal«). Die folgende Übung kann helfen, die eigenen Trigger und Glimmer zu identifizieren: Sie ermöglicht es dir, die Leiter hinauf- oder hinunterzusteigen (siehe S. 72). Sie befähigt dich außerdem, deine (möglicherweise vermischten) Zustände zu erkennen und dich proaktiv zu regulieren, anstatt im Alltag unbewusst aus der Bahn geworfen zu werden, ohne die Ursache zu kennen. Nimm dir Stift und Papier zur Hand und beantworte die Fragen gegenüber, um die einzelnen Zustände zu erkennen und zu erfahren, wie du zwischen ihnen wechseln kannst.

Glimmer, die mich nach oben bringen:
Therapie, Wut rauslassen, weinen, somatische Bewegung, Yoga, Meditation, gut schlafen, gesund essen, Sport treiben, Zeit mit einem geliebten Menschen verbringen, soziale Medien ausschalten, ein Bad nehmen, spazieren gehen, Morgensonne

Trigger, die mich nach unten ziehen:
Trauma, PMDS, Burn-out, Angstzustände, hormonelle Umwälzungen, schlechter Schlaf, falsche Ernährung, Stress, das Gefühl, missverstanden zu werden, RSD, zu viel Koffein

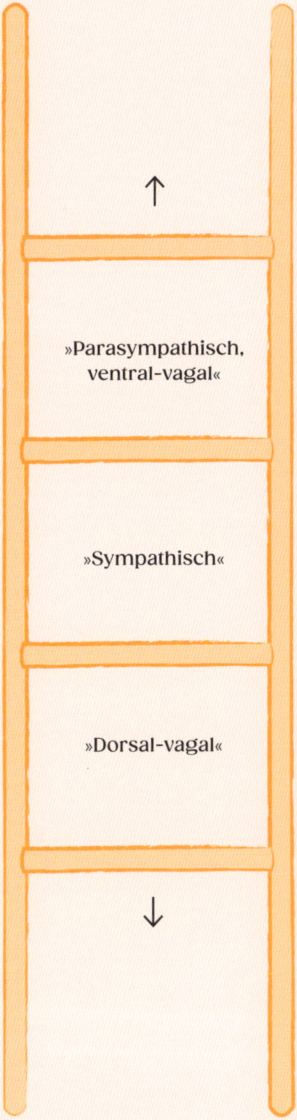

»PARASYMPATHISCH, VENTRAL-VAGAL«
Sicherheit, Engagement, Wachstum, Gesundheit, Verbundenheit, Regulierung, Ruhe, Entspannung

Was sind deine Gefühle und wie fühlt sich die Welt an?

Welche Erfahrungen helfen dir typischerweise, diesen Zustand zu erreichen?

Was kannst du tun, um diesen Zustand beizubehalten?

»SYMPATHISCH«
Mobilisiert, Kampf oder Flucht, wütend, verzweifelt, dysreguliert

Was sind deine Emotionen und wie fühlt sich die Welt an?

Welche Trigger versetzen dich typischerweise in diesen Zustand?

Welche Glimmer helfen dir, in den »ventralen« Zustand zurückzukehren?

»DORSAL-VAGAL«
Bewegungsunfähig, zusammengebrochen, taub, ängstlich, ausgebrannt

Was sind deine Emotionen und wie fühlt sich die Welt an?

Welche Trigger versetzen dich typischerweise in diesen Zustand?

Welche Glimmer helfen dir, in den »ventralen« Zustand zurückzukehren?

Kaltwassertherapie

Lasse dich nicht abschrecken, so schlimm ist es nicht. Die wenigsten haben Lust, ein Eisbad zu nehmen. Es gibt trotzdem ein paar Tricks, wie du diese äußerst wohltuende Übung allmählich in deinen Alltag integrieren kannst.

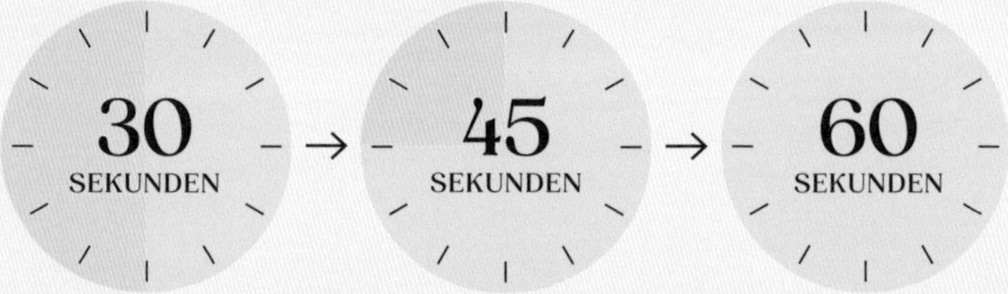

- Nimm eine warme Dusche und drehe den Wasserhahn in den letzten 30, 45 und dann 60 Sekunden langsam auf kalt, wobei du die Intensität steigerst. Konzentriere dich auf deinen Atem und achte darauf, ihn nicht anzuhalten. Je bewusster du ein- und ausatmest, desto leichter wird es dir fallen. Wenn du den Duschkopf so positionierst, dass er Nacken, Gesicht, Brust und Rücken berührt, aktivierst du zusätzlich den Vagusnerv.
- Wenn dir das zu viel ist, beginne damit, Gesicht und Hals morgens einige Sekunden lang mit kaltem Wasser zu bespritzen. Versuche, jeden Tag ein bisschen länger auszuhalten.
- Lege dir eine kalte oder eisgekühlte Kompresse in den Nacken. Du kannst dafür einen feuchten Waschlappen verwenden, den du vorher im Gefrierbeutel im Gefrierschrank aufbewahrt hast.

Strategien für die Zukunft

Nach der Lektüre dieses Kapitels hast du hoffentlich ein neues Verständnis für das Nervensystem entwickelt und erfahren, wie du inneren Frieden und Ausgeglichenheit erreichen kannst. Ich fasse das Wichtigste noch einmal zusammen:

- Beuge dich nicht länger den Erwartungen an neurotypische Menschen: Du darfst dir jederzeit eine Pause gönnen und ohne Reue nach dem fragen, was du gerade brauchst.
- Nimm die Trigger wahr, die dir signalisieren, wann du dich zurückziehen, innehalten, entspannen, neue Kraft und neue Energie tanken solltest.
- Konzentriere dich auf deine eigenen Glimmer, die dich beruhigen und entspannen.
- Achte darauf, was in deinem Körper vor sich geht, und nutze erdende Methoden wie Yoga, um dich präsenter zu fühlen.

ZEIT ZUM REFLEKTIEREN

Folgende Fragen sollen dir einen sanften und sicheren Weg bieten, um deine Gefühle der Dysregulation zu erforschen. So findest du heraus, wie du damit umgehen kannst.

Welche Triggermuster bemerkst du, wenn du dich überfordert und dysreguliert fühlst?

Was spürst du in deinem Körper, wenn dein Nervensystem geschwächt ist?

Welche Maßnahmen stehen dir derzeit zur Verfügung, um diese Zyklen zu durchbrechen?

Welche Strategien hast du schon immer intuitiv angewendet, um Geist und Körper zu beruhigen und zu regulieren?

Welche Strategie aus diesem Kapitel könntest du nutzen, wenn du dich das nächste Mal dysreguliert fühlst?

KAPITEL 5

In Harmonie mit den Hormonen leben

In diesem Kapitel wird der Zusammenhang zwischen ADHS und den weiblichen Hormonen untersucht. Frauen sind oft den hormonellen Launen ihres Menstruationszyklus ausgesetzt. Doch wie viel weiß man über dessen Auswirkung auf ADHS bei Frauen? Wie kann ein größeres Bewusstsein helfen, den Alltag besser zu meistern?

DAS PROBLEM

Hormone und ADHS

Ich verrate dir ein Geheimnis. Dieses Kapitel habe ich ganz zuletzt geschrieben, weil mich meine ADHS und die Aufgabe, ein so umfangreiches Thema zu bearbeiten, überfordert haben. Ich wusste nicht, wie ich alles, was ich sagen will, in ein einziges Kapitel packen sollte.

Ich habe stundenlang Podcasts und Workshops zu diesem Thema gehört, meine eigenen Erfahrungen reflektiert und die Auswirkungen von Hormonen auf meine drei neurodivergenten Töchter sowie auf meine Klientinnen beobachtet. Ich habe die Effekte hormoneller Schwankungen, inklusive schmerzhafter Perioden, PMDS, Perimenopause und Menopause, auf Frauen mit nicht diagnostizierter ADHS aus erster Hand miterlebt. Falls du als neurodivergente Frau psychische und körperliche Gesundheitsprobleme im Zusammenhang mit hormonellem Ungleichgewicht erlebst, bist du nicht allein. Forschungsergebnisse deuten darauf hin, dass ein signifikanter Zusammenhang zwischen weiblichen Hormonen und potenzieller Neurodivergenz besteht.[26] Viele Frauen mit ADHS werden jedoch wegen starker Blutungen, Stimmungsschwankungen, Angstzuständen und Depressionen mit Schmerzmitteln und dem Rat zu synthetischen Verhütungsmitteln zur »Stabilisierung« des Hormonhaushalts abgespeist.

PMDS & ADHS

Die prämenstruelle dysphorische Störung (PMDS) wird durch einen extremen Abfall der Hormone Östrogen und Progesteron nach dem Eisprung und vor der Menstruation verursacht. Heute weiß man, dass die Häufigkeit von PMDS bei ADHS und bei Autismus fast um 50 % höher ist als bei neurotypischen Frauen.[27]

DIE ERKLÄRUNG

Die Achterbahn der Hormone

Von der Pubertät bis zur Menopause sind Frauen mit Hormonschwankungen konfrontiert. Bei Frauen mit ADHS können hormonelle Veränderungen jedoch eine ganz besondere Herausforderung darstellen.

Hätte ich das nur früher gewusst

Wie der Umgang mit ADHS ist auch der mit Hormonen bei jeder Frau anders. Trotzdem hoffe ich, dass meine Geschichte viele Frauen anspricht und hilft, eigene Erfahrungen zu verstehen.

Meine Hormone spielten mit Beginn der Pubertät verrückt, Stimmungsschwankungen, Wut und extreme Empfindlichkeit machten sich breit. Ich erinnere mich an starke Perioden und Erschöpfung. Damals dachte ich, jede Frau empfinde ihre Menstruation so intensiv, dass sie jeden Monat sieben bis zehn Tage lang ein anderer Mensch wird. Die Teenagerjahre sind oft eine aufregende Zeit mit schulischem Druck, schwierigen Freundschaften, familiären Traumata und vielem mehr, sodass es schwer war, ein mögliches hormonelles Ungleichgewicht zu erkennen.

Gegen Ende meiner Teenagerjahre bekam ich die Antibabypille. Man sagte mir, das Schlimmste, was passieren könne, seien Blutgerinnsel, Krämpfe oder Zwischenblutungen. Niemand erwähnte, dass die Pille meine Depression, Wut und Angst noch verstärken könnte. Nach Jahren emotionaler Belastung setzte ich die Pille ab und verzichte seitdem auf synthetische Hormone, wohl wissend, dass sie mir nicht bekommen.

Nach der Geburt meines ersten Kindes mit 25 überrollten mich die Hormone, obwohl die Schwangerschaft eine relativ positive Zeit gewesen war. Jahre später, während der Covid-Pandemie, war ich ängstlicher denn je. Ich war überfordert, vergesslich und hatte die Kontrolle verloren. Ich unterrichtete vier Kinder zu

Hause, gründete ein Unternehmen, studierte und coachte neue Kunden. Ich war erschöpft und hatte Angst vor der Zukunft.

Mein Mann ging wie auf Eiern und ich schlief schlecht. Alle Nahrungsergänzungsmittel, die ich jahrelang eingenommen hatte, um mich zu regulieren und einigermaßen im Gleichgewicht zu halten, hatten ihre Wirkung verloren.

Der Wendepunkt

Mir wurden Medikamente gegen meine Angstzustände verschrieben, doch irgendetwas hinderte mich daran, sie einzunehmen. Ich wusste, dass es nicht nur Angst war, sondern, dass da mehr dahintersteckte – verstärkte Versionen von etwas, das ich schon mein ganzes Leben lang erlebt habe. Ein paar Monate später wurde bei meiner damals neunjährigen Tochter ADHS diagnostiziert und kurz darauf hatte ich das Glück, selbst eine Diagnose zu erhalten. Endlich fiel der Groschen: Die Ursache war eine Kollision zwischen ADHS und der Perimenopause.

Mittlerweile gibt es zahlreiche Einzelberichte und neue Forschungsarbeiten, die darauf hinweisen, dass neurodivergente Frauen früher unter perimenopausalen Symptomen leiden als neurotypische.[28] Ich wünschte, mein jüngeres Ich hätte gewusst, dass mein Gehirn etwas anders verdrahtet ist, damit ich mich auf die belastenden Symptome hätte vorbereiten können, die ich während der Hormonumstellung erlebt habe.

ZEIT ZUM REFLEKTIEREN

Denke über deine eigene hormonelle Entwicklung nach. Kannst du dich an Situationen erinnern, in denen sich deine Reaktionen und Erfahrungen während hormoneller Schwankungen anders angefühlt haben als sonst? Welche Rolle hat deiner Meinung nach die ADHS dabei gespielt?

Der Zusammenhang zwischen ADHS und Hormonen

ADELE WIMSETT, Fachärztin für Frauengesundheit und Hormone

Das Gehirn einer Frau besitzt Hormonrezeptoren für Östrogen und Progesteron. Trägt eine Zelle einen Rezeptor, ist sie auf dieses Hormon angewiesen, um ihre Aufgabe richtig erfüllen zu können. Wenn man die Probleme von Frauen mit ADHS in Bezug auf exekutive und kognitive Funktionen, Stimmungsregulation, Schlaf und Energie betrachtet, erscheint es geradezu absurd, dass Hormone nicht als wesentlicher Bestandteil im Umgang mit ihren Symptomen berücksichtigt werden.

Es ist kein Zufall, dass immer mehr Frauen in Lebensphasen mit hormoneller Veränderung – insbesondere in der Pubertät, in der Peri- und Menopause – mit ADHS diagnostiziert werden. Auch postnatal besteht bei Frauen mit ADHS ein hohes Risiko für ein Aufflammen der Symptome. Diese Erkenntnis ist bedeutsam, denn die geschlechtsspezifische Verzerrung in der Forschung (wo überwiegend Männer untersucht und Frauen von Studien zu ADHS ausgeschlossen werden) ist groß. Männer durchlaufen jedoch diese unterschiedlichen hormonellen Lebensphasen oder Schwankungen im Monatsverlauf nicht.

Frauen erleben den ganzen Monat über einen Tanz der Hormone, wenn sie ihren natürlichen Zyklus und Eisprung haben. Die erste Phase (Follikelphase) wird von Östrogen dominiert, das die Neurotransmitter sensibilisiert. In der zweiten Phase (Lutealphase) herrscht Progesteron vor (ab dem Eisprung), was für manche herausfordernd ist, da Östrogenentzug ADHS-Symptome verschlimmern kann. Es ist jedoch erwähnenswert, dass Progesteron ein starker Stimmungsstabilisator sein kann und eine beruhigende Wirkung auf das Nervensystem hat. Dieses Auf und Ab beeinflusst auch die Wirksamkeit von Medikamenten.

Die wenigen Forschungsergebnisse, die derzeit zum Thema ADHS und weibliche Hormone vorliegen, lassen darauf schließen, dass bei Frauen mit ADHS das Risiko für PMDS und postnatale Depressionen viel größer ist und dass sie eine schwierigere Perimenopause erleben.[29] Durch meine klinische Erfahrung sehe ich auch einen Zusammenhang mit dem polyzystischen Ovarialsyndrom (PCOS) und Endometriose, aber wir brauchen mehr Forschungsdaten, um dies zu belegen.

Ich glaube, dass der Einfluss weiblicher Hormone auf ADHS dazu beiträgt, dass bei Frauen die Diagnose oft verzögert erfolgt. Unsere Symptome werden häufiger als bloßes ›hormonelles Ungleichgewicht‹ abgetan und manche Frauen erhalten sogar die Fehldiagnose von Angstzuständen oder Depressionen.

Bei hohem Östrogenspiegel in der Follikelphase funktionieren unsere Bewältigungsstrategien tendenziell besser. Dann beginnt die Lutealphase, und die Symptome flammen auf. Doch wenn der Östrogenspiegel im neuen Zyklus wieder steigt, schreiben wir die Symptome einfach einer schlechten Woche zu. Frauen können Jahrzehnte so verbringen, bevor sie erkennen, dass ihre Hormone ihre Symptome beeinflussen. Sie suchen erst Hilfe, wenn hormonell alles aus dem Ruder läuft, was meist in der Perimenopause der Fall ist.

Ich bin überzeugt, dass bei Frauen die Hormone berücksichtigt werden MÜSSEN, um ihre ADHS-Symptome in den Griff zu bekommen. Obwohl es derzeit keine groß angelegten Studien dazu gibt, weisen Befragungen von Frauen mit ADHS und klinische Erfahrungsberichte darauf hin, dass Östrogen eine wichtige Rolle bei der Funktionsweise des ADHS-Gehirns spielt. «

SELBSTHILFE

Wissen ist Macht

Hast du mit Hormonen und ADHS zu kämpfen? Du bist nicht allein. Wissenschaft und Forschung arbeiten daran, den engen Zusammenhang zwischen Hormonen und Neurodivergenz bei Frauen zu verstehen.

Das Gender Health Gap

Frauen wurden in der Medizin lange Zeit kaum erforscht. Laut einem Bericht des Weltwirtschaftsforums und des McKinsey Health Institute verbringen Frauen 25% mehr Zeit ihres Lebens mit gesundheitlichen Beschwerden als Männer.[30] Darüber hinaus ist das medizinische Gaslighting von Frauen seit Jahrtausenden Teil unserer Gesellschaft. 72% der Frauen haben das Gefühl, irgendwann einmal medizinisch abgewiesen und abgewertet worden zu sein.[31] Die Unterdiagnose von ADHS bei Frauen ist definitiv Teil dieser Zusammenhänge. Es ist an der Zeit, dass endlich verstärkt geforscht wird, wie sich Erkrankungen speziell auf Frauen auswirken.[32]

Im Laufe der Geschichte mussten Frauen ihre Macht an (meist männliche) Ärzte abgeben, die ihnen – entweder aus Unwissenheit oder Arroganz – nicht zuhörten oder ihnen nicht glaubten. Aufgrund dieser fehlenden wissenschaftlichen und klinischen Beweise gab es bisher wenig Anreiz, weitere Studien durchzuführen oder neue Möglichkeiten zur Verbindung der psychischen, hormonellen und körperlichen Gesundheit von Frauen zu erforschen. Die Lebensqualität einer Frau sollte niemals zweitrangig sein. Es ist an der Zeit, dass wir darauf bestehen, dass eine personalisierte und patientinnenzentrierte Versorgung Priorität erhält.

ERFAHRUNGEN

Ich dachte lange, ich hätte PMDS, bis mir klar wurde, dass alles mit ADHS zusammenhängt. Meine hormonellen Schwankungen machen mir immer noch Probleme. Aber ich habe jetzt mehr Möglichkeiten, damit umzugehen.

Allie, 41

Sei deine eigene Fürsprecherin

Viele von uns arbeiten hart daran, die geschlechtsspezifische Gesundheitslücke zu schließen. Bis sich jedoch etwas ändert, sind Selbstbestimmung und Selbstvertretung am wichtigsten. Das bedeutet, sich selbst zur Expertin für die eigene Gesundheit zu machen, die verschiedenen Symptome zu recherchieren und zu analysieren und keine Angst zu haben, beim Arztbesuch zu sprechen oder eine Zweitmeinung einzuholen. Auch wenn es manchmal so scheint, als würde niemand zuhören, gibt es aufgeschlossene und engagierte medizinische Fachkräfte, die sich bemühen, in diesem Bereich Fortschritte zu erzielen. Bitte verzage nicht – und schweige nicht!

Hör nicht auf zu reden

Finde eine medizinische Fachkraft, die dir wirklich zuhört, und führe einen offenen Dialog mit ihr. Die besten Ärzte und Ärztinnen, die ich kenne, lernen mit ihren Patienten und Patientinnen und entwickeln sich so weiter. Medikamente und Lebensstiländerungen helfen, aber die größte Veränderung kommt, wenn jemand dich anerkennt und versteht. Anerkennung und Mitgefühl für einen lebenslangen, schwächenden Zustand zu erfahren, hilft, die schwere Last loszuwerden, die man mit sich herumträgt. Ich ermutige dich, selbst zu recherchieren und die Ergebnisse der medizinischen Fachkraft vorzulegen, falls sie mit den aktuellen Erkenntnissen nicht vertraut ist. Unabhängig von Alter oder Symptomen ist es wichtig, den Zusammenhang zwischen ADHS, Hormonen und Menstruationszyklus zu verstehen, um die Unterstützung und Behandlung zu erhalten, die du brauchst.

Mein Traum wäre ein Aufklärungsplakat in Arztpraxen, das aufzeigt, wie ADHS bei Mädchen auf vielfältige Weise erkennbar ist, damit wir die nächste Generation besser unterstützen können.

Menopause und ADHS

DR EMMA PING, akkreditierte Menopause-Ärztin mit Spezialisierung auf ADHS

Ein höherer Östrogenspiegel kann Stimmung, Emotionsregulation und exekutive Funktionen verbessern. Daher fühlen sich manche Frauen mit ADHS in den ersten zwei Wochen ihres Menstruationszyklus, wenn der Östrogenspiegel höher ist, am produktivsten und motiviertesten. Die Menopause wird diagnostiziert, wenn eine Frau 12 Monate lang keine Periode mehr hatte und die Eierstöcke danach nur noch sehr wenig Östrogen oder Progesteron produzieren. Die Perimenopause kann bis zu zehn Jahre andauern. In dieser Zeit produzieren die Eierstöcke bis zur Menopause unregelmäßig und immer weniger Östrogen.

Das Durchschnittsalter der Menopause in Großbritannien liegt bei 51 Jahren, jedoch erreicht mehr als 1 von 100 Frauen sie vor dem 40. Lebensjahr und etwa 1 von 1000 vor dem 30. Lebensjahr.[33] Bei einer Umfrage 2023 unter 1500 Frauen mit ADHS berichteten 94 % von ihnen über eine Verschlechterung der Symptome während der Perimenopause und Menopause; eine zweiten Umfrage 2024 ergab, dass 50 % der Frauen mit ADHS in der Perimenopause ›lebensverändernde Symptome‹ erleben und 83 % neue ADHS-Symptome entwickeln.[34]

Viele Frauen bemerken, dass ihr ADHS bei niedrigerem Östrogenspiegel schlimmer wird. Sie berichten von gedrückter Stimmung, Reizbarkeit, Konzentrationsschwäche, verminderter Gedächtnisleistung und Angstzuständen. Selbst ADHS-Medikamente wirken nicht mehr so effektiv wie früher. In der Lebensmitte entwickeln viele Frauen mit ADHS Notlösungen, um ihr Leben zu bewältigen, doch in der Perimenopause stellen sie fest, dass diese Bewältigungsmechanismen nicht mehr wirken.

Tatsächlich gibt es jedoch viele Möglichkeiten, mit diesen Veränderungen umzugehen, und ADHS muss bei der Entscheidung, was für eine Frau das Richtige sein könnte, unbedingt berücksichtigt werden.

Hormone und Ernährung

LUCINDA MILLER, klinische Leiterin von NatureDoc

>> *In der Perimenopause sinkt der Progesteronspiegel oft zuerst. Dies kann zu Angstzuständen, Reizbarkeit, Brain Fog und Schlafstörungen führen. Der Östrogenrückgang beeinflusst auch den Dopaminspiegel sowie den beruhigend wirkenden Neurotransmitter GABA.*

Die richtige Ernährung kann helfen, diese Hormonschwankungen zu bewältigen. Hier sind meine wichtigsten Ernährungstipps:

- *Erhöhe die Proteinzufuhr: Protein unterstützt eine optimale Gehirnfunktion und kann zur Stabilisierung des Blutzuckerspiegels beitragen, sodass du dich nicht hungrig und zerstreut fühlst.*

- *Reduziere Zucker: Zu viel Zucker lässt den Blutzuckerspiegel schwanken, was wiederum zu Konzentrationsschwierigkeiten und Vergesslichkeit führen kann.*

- *Füttere dein Darmmikrobiom: Eine Ernährung, die reich an Obst, Gemüse, Hülsenfrüchten und fermentierten Lebensmitteln wie Joghurt und Kefir ist, kann helfen, sich ausgeglichener zu fühlen.*

- *Eisen: Eisen ist wichtig für die Produktion von Dopamin und ein Mangel kann zu Brain Fog führen. Eisenreiche Lebensmittel sind rotes Fleisch, Blattgemüse, Eier und Hülsenfrüchte.*

- *B-Vitamine: unterstützen die kognitive Funktion und können Gedächtnisverlust vorbeugen. Sie sind in Fleisch, grünem Gemüse sowie Hülsenfrüchten und Eiern enthalten.*

- *Magnesium: hilft, Neurotransmitter zu stabilisieren und den Blutzucker zu regulieren, was wiederum Brain Fog und Reizbarkeit vorbeugen kann. Enthalten in dunkler Schokolade, grünem Gemüse, Nüssen und Samen.*

- *Omega-3-Fettsäuren: enthalten in fettem Fisch wie Lachs, Makrele und Sardinen. Sie unterstützen die Flexibilität der Gehirnzellen (und damit die kognitive Flexibilität) und die exekutiven Funktionen.* <<

NÜTZLICHE WERKZEUGE

ADHS und Menstruationszyklus

Die folgenden Strategien helfen dir, dein Leben zu gestalten und mit ADHS im Einklang mit deinem Menstruationszyklus zu leben. Ein Schlüssel dafür ist das Verständnis der unterschiedlichen Bedürfnisse innerhalb eines Menstruationszyklus und seiner Phasen[35]. Diese werden im Folgenden beschrieben.

Menstruationsphase

In dieser Blutungsphase sind Östrogen- und Progesteronspiegel am niedrigsten und die Aktivität der Neurotransmitter nimmt ab. Man weiß, dass sich in dieser Phase ADHS-Merkmale verschlimmern können und die Wirksamkeit von ADHS-Medikamenten oft nachlässt.[36] Die Begleiterscheinungen von ADHS wie Angstzustände, Schlafmangel, RSD, Impulsivität und Stimmungsschwankungen können ebenfalls beeinträchtigt sein. Daher fühlen sich Frauen mit ADHS in dieser Phase am schlechtesten.[37] Für viele, die vor Beginn der Blutung durch Anspannung und Stress ausgebremst waren, kann sich die Blutungsphase jedoch wie eine Befreiung und Erleichterung anfühlen.

Follikelphase

In dieser Phase verbessern sich Energie und Konzentration, da der Östrogenspiegel steigt und der Progesteronspiegel niedrig bleibt. Dies ist typischerweise der Zeitpunkt, an dem sich die Merkmale von ADHS nicht mehr so stark bemerkbar machen und betroffene Frauen entspannter durchs Leben gehen. Die nun erhöhte Neurotransmitteraktivität trägt dazu bei, die Stimmung und das allgemeine Wohlbefinden zu verbessern.[38] Dies ist ein guter Zeitpunkt, um Freundschaften zu pflegen, Termine zu vereinbaren und anspruchsvollere Aufgaben zu bewältigen.

Ovulationsphase

Die Hochphase des Östrogenspiegels ist zugleich der Höhepunkt der Hormon-Achterbahnfahrt, in der auch die Dopamin- und Adrenalinspiegel am höchsten sind. Ab dann nimmt die Östrogenkonzentration ab. Viele neurodivergente Frauen bekommen daher kurz nach dem Eisprung Probleme. Der starke Östrogenabfall in Verbindung mit dem steigenden Progesteronspiegel nach dem Eisprung kann ADHS-Symptome verschlimmern. Manche Frauen fühlen sich ängstlicher, gereizter, energieloser und leiden unter gedrückter Stimmung und Konzentrationsschwäche.[39]

Lutealphase

Die schwierigste Phase für Frauen mit ADHS. Der Grund ist ein starker Östrogenabfall (was die stimmungsaufhellende Dopaminproduktion reduziert) und ein Anstieg des Progesteronspiegels. Bei manchen Frauen können die stimmungsverändernden Effekte von Progesteron negative Wechselwirkungen mit Stimulanzien und Östrogen hervorrufen. Bei täglicher Medikamenteneinnahme sollte die Dosis daher eventuell angepasst oder durch andere Medikamente ergänzt werden. Dies ist bei vorhandenem PMDS besonders wichtig.[40]

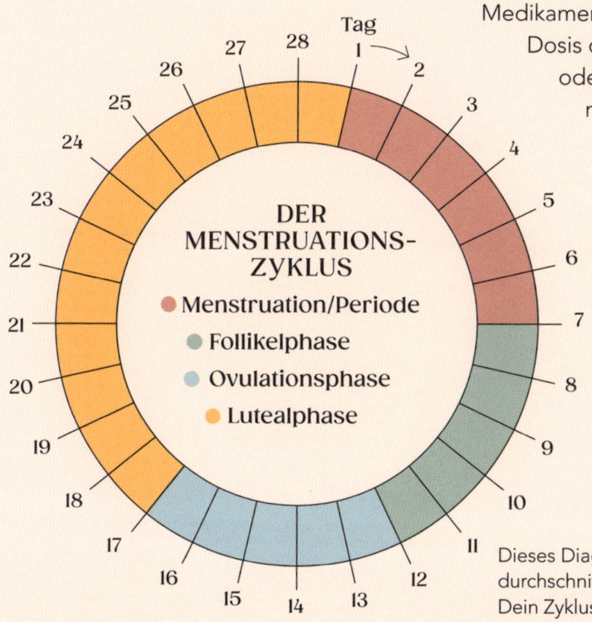

Dieses Diagramm basiert auf einem durchschnittlichen 28-Tage-Zyklus. Dein Zyklus kann kürzer oder länger sein.

Menstruationssymptom-Tracker

Mache eine Kopie dieser Seite und kreuze die Symptome an, die innerhalb eines Monats auftreten.

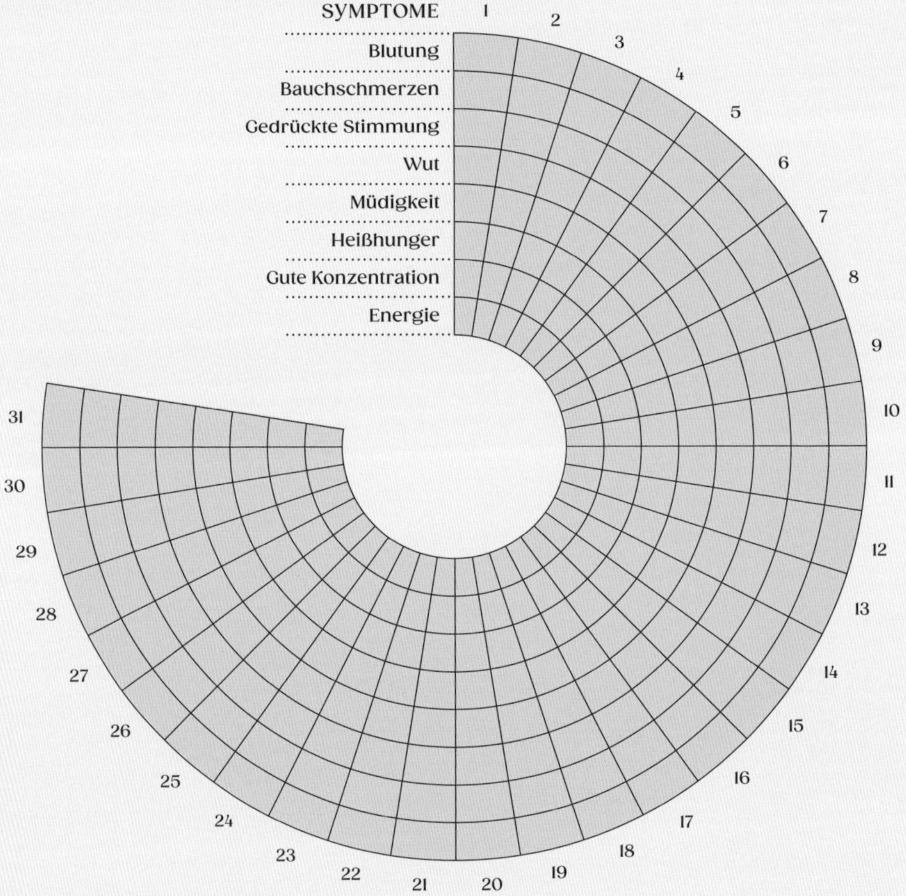

Behalte deinen Zyklus im Blick

Wenn du deinen Zyklus beobachtest, wirst du feststellen, wie deine Hormone, Energie, Stimmung, Appetit, Schlaf und Konzentration beeinflussen. Du verstehst, wie sich dies auf deine ADHS auswirkt, und kannst entsprechende Strategien und Strukturen entwickeln. Lade eine App herunter, führe ein Zyklustagebuch, kopiere die nebenstehende Grafik oder nutze einfach die Notizfunktion auf dem Handy, um die monatlichen Ereignisse zu notieren, die dir auffallen. Dieses Bewusstmachen ist entscheidend, um die Trigger zu erkennen, die deinen Zyklus erschweren. Sobald du deinen individuellen Zyklus – einschließlich Stimmung, Energie, Heißhunger, Schlaf, Empfindlichkeiten, Blutverlust und Schmerzen – besser verstehst, kannst du einen Plan entwerfen, der dich dabei unterstützt, dich zu entfalten und nicht nur von Monat zu Monat zu überleben.

Plane dein soziales Leben passend zum Zyklus

Sobald du bemerkst, dass Stimmung und Energie jeden Monat etwa in der Mitte deines Zyklus nachlassen, kannst du im Vorfeld Entscheidungen treffen, die dir diese Zeit erleichtern. Halte dich von großen sozialen Verpflichtungen zurück (es sei denn, sie geben dir Energie), vermeide, wenn möglich, einen vollen Terminkalender und lege mehr Wert auf Selbstfürsorge und sanfte Bewegung.

Sorge dafür, dass du in deinen anfälligeren Phasen Zeit hast, um aktiv Energie zu tanken. Nutze die Erinnerungsfunktion auf dem Handy, um nicht jeden Monat davon überrascht zu werden.

Mache dir bewusst, dass sich die RSD (siehe S. 44–61) in der letzten (Luteal-)Phase des Zyklus stärker anfühlt. Bringe dir dann mehr Selbstverständnis und Mitgefühl entgegen. Informiere auch dir nahestehende Personen, damit sie in dieser Zeit nachsichtiger mit dir umgehen und bestimmte Auslöser erkennen.

Achte auf dein Wohlbefinden

Hier sind meine Top-Tipps, wie du deiner Gesundheit im Einklang mit deinem Menstruationszyklus Priorität einräumst.

- In der ersten Woche bis zum zehnten Tag deines Zyklus, wenn du mehr Energie und gute Laune hast, kannst du alle Mahlzeiten, auf die du normalerweise Appetit hast, in größeren Mengen zubereiten.
- Achte in der sensiblen Lutealwoche auf guten Schlaf. Das ist eigentlich die Phase, in der sich Frauen mit ADHS attraktiver, aber auch ruhelos und gereizter fühlen (ironischerweise, weil wir gerade in dieser Zeit am meisten Schlaf brauchen). Genauso wichtig sind ausreichendes Trinken, gesunde Ernährung und sanfte Bewegung. Ein bewusster Umgang mit Bildschirmzeit und Alkoholkonsum kann die Schlafqualität verbessern.
- Neben der gesunden Ernährung sind Nahrungsergänzungsmittel für mich ein Lebenselixier. Sie wirken sich positiv auf die geistige Gesundheit, die Energie, die Stimmung und den Schlaf aus. Magnesium wirkt beruhigend und kann den ganzen Monat über eingenommen werden, um starken Stimmungsschwankungen vorzubeugen. B-Vitamine unterstützen Energie, Stimmung, Wahrnehmung und die Regulierung des Nervensystems. Eisen und Zink helfen bei Brain Fog und regulieren das Energielevel. Nahrungsergänzungsmittel können Wechselwirkungen mit bestimmten Medikamenten haben. Hole daher vor der Einnahme immer medizinischen Rat ein.

Je mehr du auf das Auf und Ab deines Zyklus achtest und dich darauf einlässt, anstatt ihn zu hassen oder zu fürchten, desto mehr fühlt sich das Leben wie eine Einladung an dich selbst an, dich auszuruhen, neue Kraft zu tanken, dich neu auszurichten und zu regenerieren.

Strategien für die Zukunft

Wie gezeigt, können hormonelle Schwankungen einen großen Einfluss darauf haben, wie man ADHS erlebt. Wenn du an all die Schwierigkeiten in der Vergangenheit denkst, bist du vielleicht traurig, dass du das nicht früher gewusst hast. Sei nachsichtig mit dir selbst und überlege dir, wie du dieses Wissen zukünftig nutzen kannst.

- Nimm dir etwas Zeit, um deinen Monatszyklus zu verstehen und herauszufinden, wie er mit ADHS zusammenhängt. Denke daran: Wissen ist Macht.
- Sei nachsichtig mit dir selbst, wenn du an einem Tiefpunkt ankommst, und triff positive Entscheidungen, um deine Energie und Gesundheit zu schützen.
- Sei dir bewusst, dass sich deine Bedürfnisse im Laufe deines Lebens ändern können, und suche bei Bedarf Hilfe und Unterstützung.
- Schütze deine Grenzen noch besser, indem du die Situationen, in denen du deine kostbare Energie einsetzen möchtest, sorgfältig auswählst und Menschen oder Aktivitäten loslässt, die dich erschöpfen.

ZEIT ZUM REFLEKTIEREN

Wenn du die Phasen deines Zyklus verstehst, kannst du deine Emotionen besser akzeptieren und bewusster handeln. Du kannst gesündere Lebensgewohnheiten oder Praktiken wählen, die sich in den verschiedenen Phasen intuitiv gut anfühlen, und dich dem Auf und Ab deines schwankenden Zyklus anpassen. Wenn du auf deinen Körper hörst, kannst du deine Lebensqualität verbessern, sodass sie deinen individuellen Bedürfnissen entspricht. Es lohnt sich, den eigenen Zyklus zu verfolgen. Du musst dazu nicht auf den Beginn eines neuen Monats warten, sondern kannst sofort damit anfangen.

KAPITEL 6

Burn-out vorbeugen

Die Energiereserven von Frauen mit ADHS unterscheiden sich von denen neurotypischer Frauen: Aus unterschiedlichen Gründen erschöpfen sie sich oft schneller. Auf den folgenden Seiten wird gezeigt, wie Frauen mit ADHS ihre Energie steuern und die einzelnen Phasen eines Burn-outs erkennen und verhindern können.

DAS PROBLEM

Phasen des Burn-outs erkennen und verhindern

Bei Frauen mit ADHS ist die Wahrscheinlichkeit eines Burn-outs höher als bei neurotypischen Frauen. Doch bevor näher auf die Ursachen eingegangen wird, wird erst einmal erläutert, was ein »Burn-out« eigentlich ist.

Burn-out ist mehr als nur ein schlechter Tag. Es ist ein lähmender Zustand der Erschöpfung: körperlich, geistig und emotional. Dieser Erschöpfungszustand kann zu Kompetenzverlust führen und zu einer Unfähigkeit, Reize zu verarbeiten.[41] Er tritt häufiger bei neurodivergenten Menschen auf.[42] Studien deuten darauf hin, dass Erwachsene mit ADHS drei- bis sechsmal häufiger an mehreren Burn-outs leiden.[43] Die Ursache dafür ist oft ein mangelndes Bewusstsein für die eigenen Bedürfnisse und die Tatsache, dass die Bedürfnisse anderer über die eigenen gestellt werden.

Vielleicht hast du deine Burn-out-Episoden nie erkannt und dich geschämt, weil du das Leben nicht so bewältigen konntest wie andere um dich herum. Jetzt ist der Moment, diese Schuldgefühle und Selbstverurteilung aufzugeben, Mitgefühl für dich selbst zu entwickeln und endlich zu verstehen, warum du diese Zyklen dein Leben lang erlebt hast.

CHRONISCHES BURN-OUT

Wenn sich Burn-out-Episoden ständig wiederholen, kann der chronische Stress zu ernsthaften medizinischen Problemen führen, z. B. Depressionen, Herz-Kreislauf-Erkrankungen, Migräne, chronischen Darmbeschwerden, Müdigkeit, chronischen Schmerzen und Autoimmunerkrankungen.[44]

DIE ERKLÄRUNG

ADHS und Burn-out

Warum erleben Frauen mit ADHS häufig ein Burn-out?

Der Burn-out-Zyklus

Jeder überarbeitet sich gelegentlich. Das Gehirn von Frauen mit ADHS neigt jedoch zur Hyperfokussierung, also einem Zustand erhöhter Konzentration. Betroffene arbeiten daher oft auf eine Weise, die auf lange Sicht nicht durchzuhalten ist. Sie sind leidenschaftlich und zielstrebig. Das geht mit dem psychischen Druck einher, permanent alles schaffen zu wollen.

Häufig sind Frauen mit ADHS Perfektionistinnen, mit dem überwältigenden Wunsch, anderen zu gefallen. Das treibt sie dazu, nach Anerkennung zu suchen und Kritik um jeden Preis zu vermeiden. Immer gehen sie noch einen Schritt weiter, um die hohen Erwartungen zu erfüllen, die sie sich selbst gesetzt haben. Trotzdem haben sie immer das Gefühl, nicht genug zu erreichen, und leiden unter dem Hochstapler-Syndrom. Nie sind sie entspannt und immer denken sie, dass sie noch produktiver sein sollten.

All das wird durch die neurodivergente exekutive Funktion des Gehirns und das eingeschränkte Arbeitsgedächtnis noch erschwert. Dabei werden grundlegende Dinge, wie ausreichend zu trinken, zu essen und frische Luft, oft vergessen. Probleme mit dem Zeitmanagement sind typisch. All dies kann dazu führen, dass sich Frauen mit ADHS überfordert fühlen und Aufgaben bis zur letzten Minute aufschieben. Prokrastination führt oft zu noch mehr Stress, was sich auf das Gedächtnis und die Detailgenauigkeit auswirken kann. Es ist ein sich selbst verstärkender Kreislauf aus Stress, Sorgen, innerer Kritik und Scham.

ERFAHRUNGEN

Ich habe definitiv ein Burn-out gehabt. Ich hatte mein eigenes Unternehmen und habe alles daran gesetzt, es zum Erfolg zu führen. Aber der berufliche und private Stress wurden mir zu viel, und ich wurde krank. Ich musste mein Unternehmen schließen, obwohl ich so viel investiert hatte.

Jen, 37

Den Kreislauf durchbrechen

Frauen mit ADHS sollten sich der sich selbst verstärkenden Zyklen bewusst werden, die zum Burn-out führen. Der Enthusiasmus, der mit ADHS verbunden sein kann, und der Wunsch, alles erreichen zu wollen, mögen genussvoll sein – aber beides steht großen Herausforderungen gegenüber. Die eigenen Erwartungen an das, was man tun »sollte«, stehen im Widerspruch zu dem, was mit der zur Verfügung stehenden Zeit, den aktuellen Verpflichtungen und dem Dopaminspiegel realistisch erreichbar ist. Körper und Nervensystem können mit dem rastlosen Geist bei ADHS nicht Schritt halten. Wie auch?

Frauen mit ADHS sollten lernen, langsamer zu agieren und sich daran zu erinnern, dass ihr empfindliches Nervensystem mehr Ruhe und Erholung braucht, um optimal zu funktionieren. Wir stellen nicht in Frage, dass wir unser Telefon, Laptop und Auto aufladen müssen. Warum also stellen wir uns selbst in Frage, wenn wir uns ausruhen und entspannen müssen? Frauen mit ADHS können diesem Bedürfnis nach Erholung widerstehen und immer wieder Burn-out-Zyklen durchlaufen. Oder sie können anfangen, Selbstfürsorge zu betreiben, und ihr Leben so optimieren, dass es im Einklang mit ihrem Nervensystem funktioniert.

ZEIT ZUM REFLEKTIEREN

Nimm dir die Zeit, die auf diesen beiden Seiten beschriebenen Herausforderungen noch einmal durchzulesen. Was spricht dich an? Erkennst du einige dieser Erfahrungen aus deinem eigenen Leben wieder?

SELBSTHILFE

Energie sparen

Um künftigen Burn-out-Episoden vorzubeugen, sollte man sich mit der eigenen Energie auseinandersetzen: Warum fehlt sie, woher kommt sie und wie kann man sie erhalten?

Deine Energie ist einzigartig

Die Energie von Frauen mit ADHS kommt und geht auf eine für neurotypische Menschen unverständliche Weise. An manchen Tagen bersten sie vor Energie, an anderen Tagen schaffen sie es kaum, sich anzuziehen. Sie müssen lernen, die eigene Energiekapazität zu erkennen, Verhaltensmuster, Schlafgewohnheiten, Bewegung und Hormonzyklus wahrzunehmen und sich bewusst machen, was Energie raubt und was Energie gibt. Dabei hilft es, die eigene soziale, sensorische, physische und emotionale Bandbreite zu erkennen und die persönlichen Grenzen zu respektieren. Konzentriere dich auf das, was du verändern kannst, und ignoriere den Rest. Überlege dir, was du loslassen oder ersetzen kannst: Kannst du dir neue Arbeits- und Lebensweisen vorstellen?

Energiekontrolle

Wenn die eigenen Energiereserven erschöpft sind, kann man nicht endlos neue Energie erzeugen, aber man kann wählen, wie man die vorhandene Energie nutzt, und entscheiden, wie man sie am besten einsetzt. Ja, es ist vielleicht nicht fair, dass Frauen mit ADHS

Die eigenen Grenzen und Fähigkeiten zu kennen, ist kein Zeichen von Versagen oder Schwäche, sondern Ausdruck von Selbstachtung und Selbsterhaltung.

ihre Energie nicht ungeachtet der Auswirkungen am nächsten Tag verbrauchen können. Aber sie können bewusste Entscheidungen treffen und so ein gesünderes und authentischeres Leben führen.

Wenn du merkst, dass deine Energie nachlässt, solltest du lernen, nach dem zu fragen, was du brauchst, und Grenzen zu setzen, ohne Angst vor katastrophalen Folgen zu haben. Du solltest auch proaktiv deinen Zustand analysieren und gegebenenfalls intervenieren, denn wenn das Burn-out schon da ist, kann es schwieriger sein, es zu erkennen.

Finde dein Energiegleichgewicht

Du kannst dein Energiefeld und dein Leben selbst gestalten. Je öfter du Entscheidungen triffst, die für dich richtig sind, auch wenn sie nicht zu deinem Umfeld passen, desto deutlicher wirst du dein Energiegleichgewicht spüren. Du wirst die intensiven Höhen und Tiefen nicht mehr so stark erleben und dir selbst mehr Nachsicht entgegenbringen, wenn du Ruhe brauchst. Frauen mit ADHS sind an das ständige Auf und Ab gewöhnt, wenn der hohen Intensität eines Tages am nächsten Tag die völlige Erschöpfung und Handlungsunfähigkeit folgen. Das Ziel ist mehr Ausgeglichenheit – nicht die völlige Beseitigung von Höhen und Tiefen, denn das wäre unmöglich (und langweilig!). Der Pendelschwung soll auf ein überschaubareres Maß reduziert werden, um besser damit umgehen zu können.

ZEIT ZUM REFLEKTIEREN

Denke über deine emotionale, soziale, spirituelle und körperliche Energie nach: Wo, wann und bei wem wird sie am meisten verbraucht? Stelle dir vor, du wärst ein Eimer mit Löchern und deine Energie wie abfließendes Wasser – wo sind diese Löcher, welche Form haben sie und wie kannst du jedes einzelne reparieren?

Um Hilfe bitten

Sich um sich selbst zu kümmern, ist nicht immer leicht. Da es mir aufgrund meiner ADHS-bedingten Beeinträchtigung der exekutiven Gehirnfunktionen schwerfällt, Aufgaben zu priorisieren, habe ich gelernt, um Hilfe zu bitten und Aufgaben zu delegieren, die mich erschöpfen. So schaffe ich mehr Raum für Dinge, die mir Spaß machen, die mich nicht völlig auslaugen und von denen ich weiß, dass ich sie gut kann.

Um Hilfe zu bitten, kann so viel bewirken. Versuche dabei, so konkret wie möglich zu sein. Überlege, um welche Unterstützung du bitten könntest. Es muss keine bezahlte Hilfe sein, und du solltest dabei kein schlechtes Gewissen haben. Wir sind es vielleicht gewohnt, jemand anderem helfend zur Seite zu stehen, aber auch wir selbst verdienen Hilfe.

Anspruchsvolle Aufgaben bewältigen

Anspruchsvolle Aufgaben erledigst du auf deine Art und wirst dabei von Adrenalin und Dopamin getrieben. Vorher stellst du dir folgende Fragen:

- Muss es sofort erledigt werden? Oder hat es Zeit bis später?
- Habe ich Medikamente (vielleicht Koffein) und ausreichend Nährstoffe eingenommen und genug geschlafen, um diese Aufgabe zu bewältigen?
- Bin ich gerade interessiert oder motiviert, es zu tun?
- Habe ich im Moment die nötige Energie?
- Kann ich mich auf etwas konzentrieren, das wichtiger ist (das kann auch sein, mir eine Pause zu gönnen)?

Denke über deine Antworten nach (und sei ehrlich). Wenn die Aufgabe erledigt werden muss und du voller Enthusiasmus und Energie bist, dann lege einfach los. Achte in diesem Fall darauf, dass du dir danach Zeit zur Erholung gönnst. Muss die Aufgabe nicht sofort erledigt werden, überlege, ob du deine Energie auf etwas anderes lenken kannst. Fühlst du dich bereits erschöpft, gönne dir Ruhe und Entspannung. Es mag nicht immer funktionieren, aber je achtsamer du mit Aufgaben umgehst, desto leichter wird dieser Prozess.

Plane Erholungszeiten ein

In den letzten Jahren hat es mir geholfen, meine Verhaltensmuster besser zu verstehen und mir klarzumachen, dass ich, wenn ich all meine Kräfte mobilisiere, um die Ziellinie zu erreichen, genau weiß, welchen Preis ich danach dafür bezahle, und dass ich gut daran tue, mich darauf einzustellen. Anstatt also direkt danach einen ähnlichen Tag einzuplanen, akzeptiere ich, dass ich mir nach ein oder zwei verrückten Tagen (je nachdem, in welchem Stadium meines Menstruationszyklus ich mich befinde) ausreichend Freiraum und Zeit zum Entspannen nehme, um mich zu erholen. Bewusste Erholungszeiten sind für neurodivergente Menschen unerlässlich. Diese Strategie hilft, sich neu zu zentrieren und zu erden, anstatt die eigenen Ambitionen und Pläne durch einen ständigen Burn-out-Kreislauf selbst zu sabotieren.

Man muss anerkennen, dass die eigene Energie begrenzt ist. Das gilt besonders für Menschen mit ADHS. Du kannst nicht geben, was du nicht hast: Das führt zum Burn-out.

Die Bedeutung der Darmgesundheit für Gehirn und Energieniveau

DR. GEMMA NEWMAN, Ärztin, Referentin und Autorin von *Get Well, Stay Well* und *The Plant Power Doctor*

Darmgesundheit ist einer der neuesten Wellness-Trends und auch der Begriff ›Mikrobiom‹ wird immer häufiger erwähnt. Doch welche Bedeutung hat ein gesundes Darmmikrobiom und was hat es mit der Gesundheit des Gehirns zu tun?

Das Darmmikrobiom besteht aus einer Vielzahl von Bakterien, Viren und Parasiten, die ein Ökosystem im Körperinneren bilden. Es erfüllt verschiedene Funktionen, die unsere Gesundheit in vielerlei Hinsicht unterstützen. Für eine optimale Gesundheit, so die Forschenden, sollten wir unterschiedliche Arten nützlicher Bakterien im Dickdarm haben. Als Wirt erhalten wir sie am Leben, und im Gegenzug arbeiten sie für uns: Sie bauen Ballaststoffe und Pflanzennährstoffe ab, die der Körper für die Darmschleimhaut nutzen kann, sorgen für die richtige Aufnahme von Nährstoffen und beugen Infektionen und Autoimmunüberreaktionen vor. Sie beeinflussen sogar die Stimmung und die Gehirnfunktion.

Ballaststoffe aus Lebensmitteln wie Obst, Gemüse, Erbsen, Bohnen, Tofu, Linsen und Vollkornprodukten sind Nahrung für unsere Darmflora. Wenn diese Lebensmittel im Darm von Bakterien zersetzt werden, entstehen sogenannte kurzkettige Fettsäuren (SCFAs). Diese Moleküle tragen zur Stärkung der Darmschleimhaut bei und reduzieren so das Risiko von entzündlichen Darmerkrankungen oder der unerwünschten Belastung durch Umweltgifte, die den Darm passieren. SCFAs haben außerdem eine stark beruhigende Wirkung auf das Immunsystem. Sie können dazu beitragen, das Risiko einer Reihe von immunvermittelten Erkrankungen zu senken, von Ekzemen und Schuppenflechte bis hin zu Multipler Sklerose und Lupus. Sie wirken außerdem krebshemmend und senken das Risiko für Fettleibigkeit und Typ-2-Diabetes. Der Verzehr ballaststoffreicher Lebensmittel wirkt wie ein perfektes Präbiotikum (Nahrung für die Mikroorganismen).

Der Verzehr fermentierter Lebensmittel kann Probiotika (nützliche Mikroorganismen) liefern. Beispiele für Lebensmittel, die bereits nützliche Bakterien enthalten, sind Joghurt, Kimchi, Miso und Sauerkraut.

So wie kurzkettige Fettsäuren zum Schutz der Darmbarriere beitragen, können sie auch die Blut-Hirn-Schranke schützen. Dies ist ein wichtiger Schutzmechanismus für das Gehirn vor unerwünschten toxischen Metaboliten und Entzündungen. SCFAs wurden in der Gehirnflüssigkeit nachgewiesen und scheinen auch an der gesunden Entwicklung von Mikrogliazellen beteiligt zu sein. Mikrogliazellen sind die wichtigsten Immunzellen des zentralen Nervensystems und reagieren als Erste, wenn im Gehirn etwas nicht stimmt. Veränderungen des Dopaminspiegels und der Mikroglia-Aktivierung stehen nachweislich mit ADHS in Zusammenhang.

SCFAs können das Gehirn mit Energie versorgen und beeinflussen nachweislich die Funktion und Steuerung von Neuronen, was wiederum die Appetitkontrolle und den Tag-Nacht-Rhythmus (zirkadianer Rhythmus) beeinflussen kann. Dies ist insbesondere bei ADHS von großer Bedeutung, da viele Betroffene über Gedächtnis-, Schlaf- und Appetitprobleme berichten. Möglicherweise trägt der Genuss von Lebensmitteln, die die Bildung von SCFAs im Darm fördern, maßgeblich zur Verbesserung der Darm-Hirn-Verbindung und somit der Gehirnfunktion bei.

Eine aktuelle Studie zeigt, dass Menschen mit ADHS tendenziell niedrigere SCFAs-Spiegel im Blut haben und dass die SCFAs auch durch die Einnahme von Antibiotika und Stimulanzien beeinträchtigt werden. Aus dieser Studie lassen sich keine verlässlichen Schlussfolgerungen ziehen, und ich empfehle nicht, Stimulanzien abzusetzen, wenn sie dir gut helfen, oder Antibiotika zu vermeiden, wenn du sie brauchst. Diese Forschung hilft uns jedoch, Zusammenhänge zwischen den Möglichkeiten zu erkennen, die zur Verbesserung unserer allgemeinen und geistigen Gesundheit beitragen können.[45]

NÜTZLICHE WERKZEUGE

Energiereserven pflegen

Hier sind einige praktische Tools, die dir helfen, ein Burn-out zu vermeiden und mit deinen wertvollen – und begrenzten – Energiereserven zu haushalten.

Energiereserven auffüllen

Eine einfache Möglichkeit, die Energiereserven aufzufüllen, ist es, zu notieren, wann sich Körper und Geist ausgeruht fühlen: Was hast du in diesem Moment gemacht? Mit wem warst du zusammen? Mache einige Wochen eine Bestandsaufnahme und beobachte, wie du dich am Ende jedes Tages fühlst. Zähle die Aktivitäten, die Menschen, die Ruhe, die Bewegung, das Essen, den Spaß und überlege dir, was du noch tun könntest. Erstelle deine eigene ADHS-Formel, die zu dir passt. Dies ist der Anfang eines Lebens, das deinen Vorstellungen entspricht.

Jeder Mensch lädt seine Energiebatterien anders auf. Entscheidend ist nur das Ergebnis. Hier sind einige Beispiele.

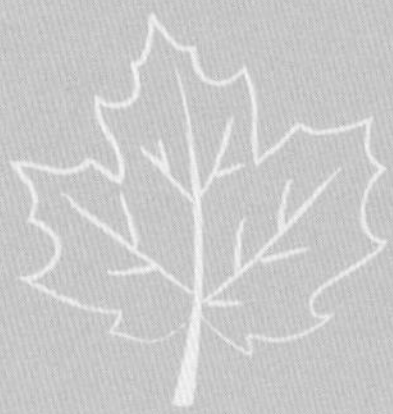

Einen Spaziergang machen, nur die Natur, einen Podcast oder Musik hören. Keine Selbstverurteilung .

Handyfreie Zeit: Das Telefon weglegen und stumm schalten. Keine Benachrichtigungen, E-Mails oder Social-Media-Updates checken.

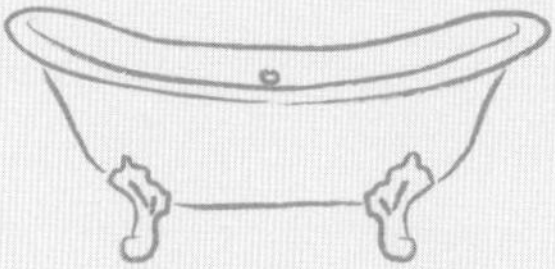

Ein langes Bad mit Bittersalz und Lieblingsölen wie Orange, Zitronengras, Ylang-Ylang, Lavendel, Rosmarin oder Geranie nehmen.

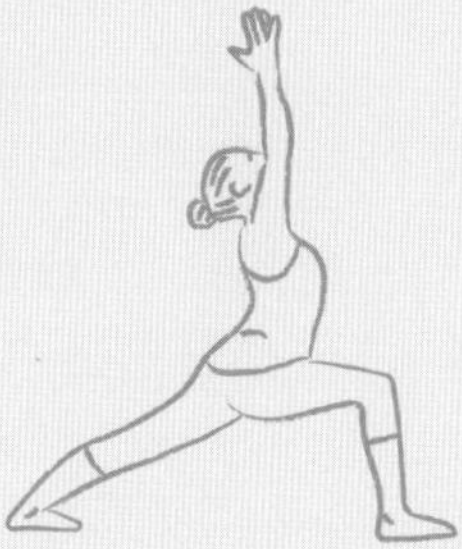

Yin-Yoga oder sanftes Dehnen, langsam und erholsam, mit langen Posen, viel Atemarbeit und Raum zum Entspannen.

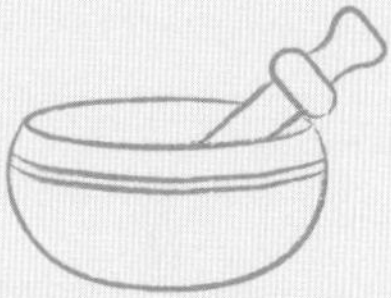

Binaurale Beats, Gong- oder Klangschalenbäder beruhigen das Nervensystem und lassen den Geist zur Ruhe kommen.

Ein tiefgründiges Gespräch oder ein Spaziergang mit einer Person, die dich gut versteht – und umgekehrt.

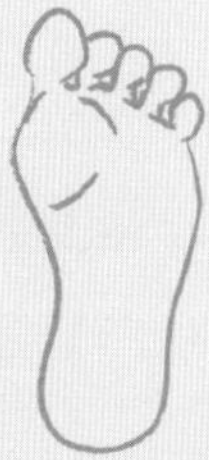

Reflexzonenmassage – das ist meine persönliche Lieblingsmethode für sofortige Entspannung.

Anzeichen eines Burn-outs erkennen

Der erste Schritt zur Burn-out-Bewältigung ist, die Warnsignale des Körpers zu kennen. Nur so kannst du deinen Plan zur Vorbeugung rechtzeitig umsetzen. Erstelle eine Checkliste mit diesen ersten Anzeichen und gehe sie täglich durch.[46]

PSYCHISCHE ANZEICHEN FÜR BURN-OUT	M	D	M	D	F	S	S
Sich die meiste Zeit müde oder ausgelaugt fühlen							
Gefühl der Überforderung							
Alles hinschmeißen und weglaufen wollen							
Gefühl von Isolierung und/oder Einsamkeit							
Rückzug vor Freunden und Familie							
Konstantes negatives Denken							
Gereiztheit oder Angst							

PHYSISCHE ANZEICHEN FÜR BURN-OUT	M	D	M	D	F	S	S
Kopfschmerzen und Migräne							
Schlafprobleme, Schlaflosigkeit							
Anhaltende Rücken-, Nacken-, Schulterschmerzen							
Chronische Darmprobleme							
Geschwächtes Immunsystem oder wiederkehrende Erkrankungen							
Kieferschmerzen und Kieferpressen							

Erstelle einen Plan zur Burn-out-Prävention

Ein ausgedruckter Plan, der schnell griffbereit ist, kann hilfreich sein. Du kannst ihn mit der Zeit erweitern, wenn du weitere Warnsignale eines Burn-outs bemerkst. Es ist ratsam, den Plan mit deinen Lieben zu teilen, damit auch sie dir helfen können, die ersten Anzeichen zu erkennen. Dein Plan könnte Folgendes beinhalten:

1. ***Anzeichen:*** Übernimm die Zeichen von der Seite vorher und füge weitere Symptome hinzu, die dir auffallen, zum Beispiel übermäßiges Scrollen in sozialen Medien, keine Lust auf Sport oder auf Verabredungen mit Freundinnen und Familie. Notiere dir, zu welcher Zeit im Monat diese Symptome auftreten und alle weiteren Details dazu, zum Beispiel, was du während des Auftretens der Symptome gerade gemacht hast.

2. ***Auslöser:*** Als Nächstes suchst du nach den Zusammenhängen zwischen den einzelnen Episoden, um die Auslöser für das Burn-out-Gefühl zu identifizieren, zum Beispiel die Überschneidung von sozialen und beruflichen Verpflichtungen.

3. ***Muster:*** Gibt es Muster im Laufe des Monats oder der Monate? So kannst du hormonelle Ursachen identifizieren.

RICHTE EINE BURN-OUT-NOTFALL-BOX EIN

Stelle dir eine Notfallbox zusammen, auf die du bei Problemen schnell zugreifen kannst. So verringerst du den mentalen Aufwand, der normalerweise dafür nötig ist, und die Box erleichtert dir den Zugang zu Aktivitäten, die dir guttun. Dazu gehören beispielsweise ätherische Öle, Kräutertees, eine Gewichtsdecke sowie Bücher und Vorschläge für Filme und Serien, die dein Gehirn und Nervensystem beruhigen.

Vorausschauend handeln

Weitsicht hilft, vorausschauend zu handeln – statt wie so oft sofort Vollgas zu geben, sich vorschnell auf Dinge einzulassen und zu häufig Ja zu sagen. Durch vorausschauendes Handeln kannst du deinem impulsiven, begeisterten und neugierigen Ich einen Schritt voraus sein. Hier sind ein paar Ideen, wie du das in die Tat umsetzen kannst.

Überprüfe jede Woche deinen Terminkalender und deine Verpflichtungen. Sorge für Puffer und Freiräume, damit du Zeit für dich selbst hast, um abzuschalten.

Sage Nein. Du wirst trotzdem gemocht und möglicherweise sogar mehr respektiert, wenn du öfter Nein als Ja sagst.

Denke daran: Das Absagen von Plänen ist kein Verbrechen.

Plane Zeit zum Entspannen ein. Setze »Entspannung« auf die To-do-Liste und reserviere Zeit dafür, um neue Energie zu tanken. So läufst du nicht auf Reserve.

Überprüfe deine Sinneswahrnehmungen: Was überlastet dein System? Sind es Geräusche, Gerüche, Licht oder Stimmen?

Strategien für die Zukunft

- Versuche, die Anzeichen eines Burn-outs frühzeitig zu erkennen. Lege dir bewährte Tools zu, damit du schnell reagieren kannst, wenn du merkst, dass dein Energielevel nachlässt.
- Versuche, Menschen, Situationen und Umgebungen, die deine Energie verbrauchen, klare Grenzen zu setzen: Du musst nicht mehr immer »Ja« und »Bitte« sagen.
- Delegiere Aufgaben, die dir schwerfallen: Es ist keine Schande, um Hilfe zu bitten. So kannst du dich auf die Bereiche konzentrieren, in denen du wirklich glänzt.
- Vergiss nicht, wie wichtig es ist, den eigenen Lebensstil zu verbessern und anzupassen, zum Beispiel dem Schlaf Priorität einzuräumen, sich täglich zu bewegen und sich für eine gesunde Ernährung zu entscheiden. Beachte auch die Verbindung zwischen Geist und Darm, wenn es darum geht, das Energieniveau aufrechtzuerhalten.

ZEIT ZUM REFLEKTIEREN

Du kannst dich auch auf deinen Menstruationszyklus verlassen, um ein Burn-out zu vermeiden. Du erinnerst dich sicher aus Kapitel 5, dass Frauen in der ersten Hälfte des Menstruationszyklus (der Follikelphase, in der der Östrogenspiegel in den ersten 10–14 Tagen ansteigt) einen Energieschub bekommen. Dies ist die Zeit, Großes zu leisten.

Mit dem Übergang in die zweite Zyklushälfte (Lutealphase: der Östrogenspiegel sinkt und der Progesteronspiegel steigt an) und mit der Menstruation (Östrogen und Progesteron sinken) lässt die Energie wieder nach. Frauen mit ADHS sollten dann anspruchsvolle Verpflichtungen meiden, ihre Grenzen im Auge behalten und sich mit Nachsicht begegnen.

Überlege dir, wie du hormonelle Veränderungen in deinen monatlichen Zeitplan und in deinen Burn-out-Präventionsplan einbeziehen kannst.

KAPITEL 7

Gestalte dein Leben so, dass es zu dir passt

Vielleicht hast du jahrelang verheimlicht, dass du ADHS hast. Ein authentisches Leben schien dir unerreichbar. Hier erfährst du, wie du diese Zeiten allmählich hinter dir lassen und ein Leben gestalten kannst, das zu dir passt und in dem die ADHS zu deiner Stärke wird, anstatt dich zu behindern.

DAS PROBLEM

ADHS bändigen

Wenn du ADHS hast, insbesondere wenn sie noch nicht diagnostiziert wurde, befindest du dich wahrscheinlich im Überlebensmodus. Du tust möglicherweise, was du tun musst, um durchzukommen, und hinterfragst dich ständig selbst – aber es gibt einen besseren Weg.

Ein Leben, das nicht zu dir passt, kann erdrückend und uninspirierend sein. Viele Frauen mit ADHS leben in ständiger Selbstkritik, denken, alles sei unter Kontrolle, verstehen aber nie, was eigentlich die Ursache ihres Verhaltens ist. Es braucht Zeit, lebenslange Glaubenssätze abzulegen, die das Gefühl geben, minderwertig zu sein. Aber wenn du jeden Tag eine kleine Tat vollbringst, um sie loszuwerden, wirst du bald Fortschritte sehen. Erstelle einen ADHS-orientierten Plan für dein neues Ich, der deine grundlegenden Werte, Wünsche und Entscheidungen berücksichtigt, und schlage so ein neues Kapitel in deinem Leben auf. Fragen, die du dir zu Beginn dieses Kapitels stellen solltest, sind:

- Was möchtest du in den verschiedenen Bereichen deines Lebens, wie Freundschaft, Karriere und Energie, nicht länger hinnehmen?
- Welche Grenzen kannst du ohne Reue setzen?
- Was kannst du loslassen, das dich daran hindert, energiegeladen, geerdet, zentriert und ausgeglichen zu sein?

Du beginnst einen Prozess des Loslassens. So kannst du die beste Version deiner selbst werden und in ein Leben mit Unvollkommenheiten, aber weitaus mehr Authentizität starten.

DIE ERKLÄRUNG

Die Lebensweise überdenken

Viele Frauen mit ADHS denken, es gäbe eine »richtige« oder »falsche« Lebensweise oder einen geraden Weg, dem sie folgen müssten. Doch den meisten, die in einer überwiegend neurotypischen Welt neurodivergent sind, tun solche Erwartungen oft nicht gut.

Nicht falsch, nur anders

Ich erkenne die Person, zu der ich in den letzten fünf Jahren geworden bin, nicht wieder. Mein altes Ich hatte mit Selbstmitgefühl nichts am Hut, ich habe mir immer für alles die Schuld gegeben. Auch heute noch packt mich häufig das Hochstapler-Syndrom und ich frage mich, wie ich jetzt hier ein Buch schreiben soll. Ich habe jedoch viel Zeit in Heilung und Erdung investiert, um an diesen Punkt zu gelangen. Ich habe keinen großen, lebensverändernden Moment erlebt, dafür aber viele kleinere Momente, in denen ich das Handtuch werfen wollte. Mein Weg verlief nicht geradlinig, aber durch kontinuierliche Arbeit an mir selbst habe ich meine vielen Stärken, meine Widerstandskraft und meinen Stolz entdeckt. Das geschah nicht durch Bestätigung von außen, sondern weil ich mich selbst und meine Veranlagung endlich verstehe und akzeptiert habe. Ich wünschte, ich hätte das schon mit Anfang 20 gewusst, als ich mich wie eine Außenseiterin fühlte. Schon damals war ich erschöpft von der Arbeit in einem lauten und hellen Büro. Abends wollte ich nicht noch mit Kollegen feiern gehen, sondern lieber ein heißes Bad nehmen und ein Fertiggericht essen. Ich hatte sensorische Probleme und sehnte mich nach frischer Luft, natürlichem Licht, Spaziergängen und Wasser für mein Wohlbefinden, und ich wusste noch nicht, was das alles zu bedeuten hat.

Du hast dich bisher nicht verstanden, weil du nichts von deiner neurobiologischen Besonderheit gewusst hast. Ohne einen Plan ist es schwierig, zu wissen, wohin man gehen soll.

Als ich mit 23 Jahren heiratete und mit 25 das erste Kind bekam, verstand niemand, dass ich mir ein einfacheres Leben mit weniger Erwartungen von außen wünschte (was mit vier Kindern eher schwierig war). Ich wollte autonomer sein und mein eigenes Lebenstempo entwickeln. Ich mochte es, beschäftigt zu sein, aber ich hasste es, anderen Leuten Rechenschaft ablegen zu müssen, während mein Nervensystem danach schrie, ein Leben nach meinen eigenen Vorstellungen zu führen.

Die richtigen Lebensbedingungen

Wenn man eine Zimmerpflanze kauft, gibt es immer Anweisungen dazu, wo sie platziert werden soll, damit sie gedeiht. Warum wird aber von Menschen erwartet, dass sie alle in den gleichen Situationen gedeihen? Und wenn das nicht der Fall ist, werden sie dafür verantwortlich gemacht. Aber du kannst das ändern. Du kannst Bereiche deines Lebens betrachten, die nicht mehr funktionieren – oder nie funktioniert haben –, und etwas finden, das besser zu dir passt. Das könnte ein abwechslungsreiches Arbeitsumfeld, neue Freundschaften, spannende Hobbys, ein interessanter Urlaub sein – jetzt ist die Zeit, dich dort zu platzieren, wo es sich für dich gut anfühlt.

SELBSTHILFE

Auf deine Bedürfnisse eingehen

Es ist an der Zeit, darüber nachzudenken, wie du auf deine Bedürfnisse hören und für dich selbst eintreten kannst. Mache dir bewusst, was dir hilft, erfolgreich zu sein und ein authentischeres Leben zu führen.

Bedürfnisse erkennen

Wenn man sich selbst akzeptiert und Erwartungen loslässt, kann man sich auf seine wahren Bedürfnisse konzentrieren. Das könnte bedeuten, einen Bürojob aufzugeben und draußen in der Natur oder von zu Hause aus zu arbeiten oder zu erkennen, warum sich das Fitnessstudio immer wie eine unangenehme Pflicht anfühlt, Schwimmen im Freien aber ein Genuss ist.

Mithilfe des eigenen Körpers lässt sich erkennen, was gut tut. Die Verbindung mit dem Körper hilft, sich auf sein inneres Wissen einzustimmen, und genau darauf sollte man hören. Viele Frauen mit ADHS haben jedoch nicht gelernt, auf ihren Körper zu hören, und jedes angeborene Bewusstsein wurde durch überholte Bildungsideale, einen supprimierenden Erziehungsstil und eine unpassende Lebensweise ausgelöscht. Es braucht Zeit und Geduld, um die Frustration darüber zu überwinden, nicht sofort mit diesem Teil von sich in Kontakt treten zu können. Dieses Verständnis von Körperfunktionen wird oft als »Interozeption« bezeichnet. Dr. Stephen Porges, der Begründer der Polyvagal-Theorie (siehe S. 70), bezeichnet Interozeption als »sechsten Sinn«, da sie das Mittel ist, mit dem der Körper seine sensorischen Bedürfnisse kommuniziert, ohne dass man sich dessen bewusst ist. Der interozeptive Sinn reagiert oft auf Bedrohungen in der Umgebung, die ebenfalls nicht bewusst wahrgenommen werden (Dr. Porges bezeichnet dies als »Neurozeption«).[47]

Selbstvertrauen stärken

Alle haben Träume und Ziele, aber Frauen mit ADHS haben meist zu viel Angst, sie laut auszusprechen. Ein Leben lang verspottet, nicht angehört oder Angst vor der eigenen Kommunikationsweise zu haben, führt dazu, dass sie von anderen Anerkennung und Bestätigung erwarten. Neurodivergente Gehirne sind dafür bekannt, unkonventionelle Perspektiven einzunehmen – Frauen mit ADHS sind Vorreiterinnen, Ausreißerinnen und Trendsetterinnen. Wenn dies gelobt und gefördert wird, können sie diese Denkweisen ausbauen. Wenn sie aber gelernt haben, diesen Teil von sich aus dem Bedürfnis nach Sicherheit und Akzeptanz zu unterdrücken, ist es für sie zunächst ein erschreckender Vorschlag, sich auf das eigene Selbstvertrauen statt auf lange eingeübten Selbstzweifel zu verlassen.

Wenn sie den Großteil ihres Lebens nicht auf ihre Fähigkeiten vertraut haben oder nicht sicher waren, wie sie etwas erreicht haben, weil ihre Methoden andersartig oder chaotisch sind, zweifeln Frauen mit ADHS sofort daran, dass sie das Zeug haben, ihre Ziele zu erreichen. Es kann viel Selbsterkenntnis, innere Arbeit und Therapie erfordern, das Hochstapler-Syndrom (siehe S. 35) abzulegen und an sich und seine Stärken zu glauben. Wenn Frauen mit ADHS auf ihr Potenzial vertrauen können, liegt ein Leben voller Potenzial und Möglichkeiten vor ihnen.

Selbstvertrauen zu beweisen, ist ein mentales Wagnis, das sich meist auszahlt. Selbst wenn eine Idee nicht funktioniert wie gedacht, ist das, was man daraus lernt, wertvoll. Im Lauf der Zeit und mit all den Erfahrungen, die einst Angst gemacht

ERFAHRUNGEN

Was mir hilft? Den Kopf abschalten. Situationen vermeiden, die mich aufregen oder provozieren. Sport treiben (ich hasse es, aber ich weiß, dass ich etwas tun muss), Zeit für mich selbst haben. Ich meide Nachrichten, Bücher und Fernsehsendungen, die mich aufregen. Ich bin gern im Garten.

Alison, 67

haben, kann man lernen, fundiertere, selbstgesteuertere Entscheidungen zu treffen, und wird nicht länger von Selbstzweifeln blockiert. So lässt sich eine wachstumsorientierte Denkweise entwickeln, die besonders für Menschen mit ADHS hilfreich ist.

Hier sind ein paar Fragen, die du dir stellen solltest, wenn du dich unsicher fühlst:

- Was wäre, wenn es klappen würde?
- Was wäre das Schlimmste, das passieren könnte, wenn ich scheitere oder es nicht nach Plan verläuft?
- Welche Signale gibt mir mein Körper, wenn ich entweder ein »Ja klar« oder ein »Igitt, nein« empfinde? Notiere sie anhand kurzer Beispiele: zum Beispiel ein tolles Kleid entdecken, Ja zu einem Abenteuer sagen, sich für ein Urlaubsziel entscheiden oder ein Rezept entdecken, das dir gefällt. Achte auf die Gefühle in deinem Körper – was fühlst du, wenn du etwas tust, das dir Spaß macht oder etwas, das gegen deine Werte oder Interessen verstößt?
- Schreibe Affirmationen auf wie: »Ich entscheide mich dafür, zu vertrauen und zu glauben, dass ich die Antworten in mir habe.« »Ich entscheide mich dafür, auf meine innere Führung und Weisheit zu hören und ihr zu vertrauen.« Und: »Auch wenn die Dinge nicht nach Plan laufen, lerne und wachse ich ständig.«

Dem Körper zuzuhören und seine einzigartige Sprache zu verstehen, ist die Grundlage dafür, mit ihm statt gegen ihn zu leben.

Selbst-bewusst werden

DR. MED. LIDIA ZYLOWSKA, Autorin, ADHS- und Achtsamkeitsexpertin

» *Zu lernen, was ADHS ist und wie es sich zeigen kann, ist sehr wichtig, wenn man die Diagnose erhält. Daher empfehle ich Patientinnen immer, ein Buch, einen Podcast, eine Online-Ressource oder eine ADHS-Community zu nutzen, damit sie die häufigsten Muster kennen, die bei Frauen auftreten, denn oft gehen diese über die typischen Diagnosekriterien hinaus. Die Geschichten anderer Menschen und das Wissen von ADHS-Fachleuten können Neudiagnostizierten helfen, ihre eigenen Erfahrungen mit ADHS besser zu verstehen (und in Worte zu fassen). Diese Psychoedukation stärkt das Selbstbewusstsein.*

Viele typische Verhaltensweisen bei ADHS oder die daraus entwickelten Bewältigungsstrategien (insbesondere die weniger hilfreichen) passieren automatisch. Daher ist es wichtig, ihnen zu begegnen, ohne zu urteilen. Zum Beispiel: ›Ich neige dazu, nervös zu werden, und meine Muskeln verkrampfen sich, wenn ich zu einem Projekt Nein sagen möchte … aber am Ende stimme ich trotzdem zu‹ oder ›Ich merke, wie ich es vermeide, mit Papierkram anzufangen, und mich schon beim bloßen Gedanken daran müde fühle‹. Diese urteilsfreie Achtsamkeit eröffnet oft Möglichkeiten zur Problemlösung; zum Beispiel, die Angst vor dem Nein-Sagen zu überwinden und das höfliche Nein zu üben: ›Danke für die interessante Gelegenheit, aber ich habe im Moment zu viele Verpflichtungen. Vielleicht in der Zukunft.‹

Eine beliebte Bewältigungsstrategie von Frauen mit ADHS ist Perfektionismus. Wenn das auch auf dich zutrifft, kannst du lernen, deine Ängste oder Befürchtungen hinter deinem Perfektionismus wahrzunehmen (›Ich bin nicht genug‹ oder ›Ich kann mir selbst nicht trauen‹), die zu Übervorbereitung oder Selbstkritik führen können. Wenn du diese tieferen Ebenen mit Selbstmitgefühl akzeptierst, kannst du dein Streben nach Verbesserung mit einer toleranteren Beziehung zu dir selbst in Einklang bringen. «

NÜTZLICHE WERKZEUGE

Zugang zu Gefühlen finden

Im Folgenden werden einige Tools erörtert, die dich unterstützen, mit den eigenen Gefühlen in Kontakt zu treten. So kannst du erkennen, wer du letztendlich sein möchtest – und wie du dorthin gelangst.

Ikigai

Die japanische Ikigai-Philosophie steht für eine Lebensweise, die auf Sinnhaftigkeit und Erfüllung basiert. Sie bietet einen Grund für das eigene Dasein und hilft zu erkennen, dass der eigene Beitrag wertvoll und einzigartig ist. Wenn jemand sagt, man solle seine Leidenschaft und Bestimmung finden, kann sich das vage und schwer fassbar anhören – insbesondere bei spät diagnostizierter ADHS, bei der betroffene Frauen zwar viele Leidenschaften haben, sich aber nicht sicher genug fühlen, sich darauf einzulassen. Sie wissen vielleicht nicht, was ihr Lebensziel ist oder ob sie ein angenehmeres und einfacheres Leben verdienen. Das Konzept des Ikigai ist eine Einladung, über Dinge nachzudenken, die du bisher ignoriert hast oder nicht in Betracht ziehen wolltest.

Die vier Elemente des Ikigai:

- Leidenschaft: was man liebt und gerne tut.
- Berufung: was man gut kann und was einem Freude bereitet.
- Aufgabe: was die Welt braucht.
- Beruf: wofür man bezahlt werden kann.

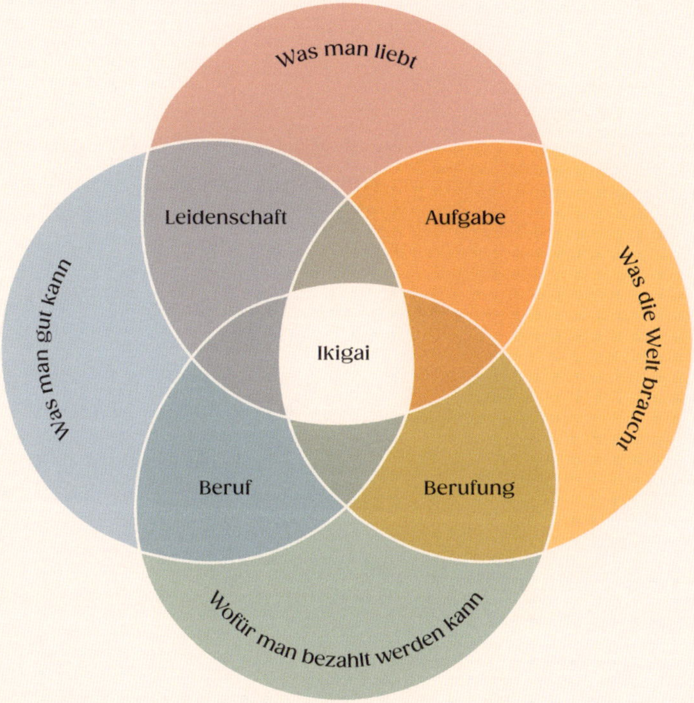

Ikigai legt nahe, dass Menschen die vier Komponenten auf ihre Weise in Einklang bringen können und an ihrer Schnittstelle Erfüllung und ein Leben finden, das im Einklang mit ihrer Authentizität, ihren Werten, Stärken, Talenten und Interessen steht. Der Ikigai-Ansatz berücksichtigt das divergente Denken von Frauen mt ADHS: Sie lernen, ihre Stärken zu erkennen und zu verfeinern und sie mit ihren Leidenschaften (die sich im Laufe der Zeit ändern können) zu verknüpfen, um ihr Ziel zu erreichen.

Dieses Diagramm kann dir als Ausgangspunkt dienen, um dein eigenes Ikigai zu finden. Betrachte es als Plan, mit dem du herausfinden kannst, was dir wirklich wichtig ist und was dir auf Seelenebene Energie gibt und gleichzeitig praktikabel ist. So kannst du ein Leben nach deinen eigenen Vorstellungen führen und finanziell nachhaltig gestalten.

Tauche tiefer in deine Emotionen ein

Viele Frauen, die sich selbst als neurodivergent betrachten, könnten auch an Alexithymie leiden. Das bedeutet, dass sie Schwierigkeiten haben, Emotionen zu erleben, zu erkennen und auszudrücken. Schätzungen zufolge leiden 41,5 % der Menschen mit ADHS zusätzlich an dieser Störung.[48] Wenn du diese Eigenschaft hast, kann die Verwendung eines Gefühlsrads oder -diagramms sowohl dir als auch deinem Umfeld zugutekommen. Es führt dich behutsam durch deinen emotionalen Zustand, hilft dir, Gefühle zu identifizieren und ermutigt dich, innezuhalten und zu reflektieren.

Wenn du dir der Nuancen deiner Emotionen bewusst bist, kannst du leichter nach dem fragen, was du brauchst, und dich auf Situationen vorbereiten, in denen du das Gefühl hast, deine Grenzen überschritten zu haben. Ein Gefühlsrad wie das gegenüber hilft dir, dich mit deinen Emotionen, ihren Auslösern und den dazugehörigen körperlichen Empfindungen auseinanderzusetzen. Nimm dir Zeit, diese tieferen Emotionen zu identifizieren und darüber nachzudenken, wann und warum du sie erlebt hast.

Neurodivergente Frauen fühlen sich häufig missverstanden und manipuliert. Vielleicht haben einige eine Erfahrung mit RSD, die sehr brutal und real war, abgetan und diese Emotion daraufhin verdrängt. Das bedeutet, dass sie beim nächsten Mal in einer ähnlichen Situation schnell getriggert werden und auf eine scheinbar beiläufige Bemerkung völlig überreagieren. Anstatt diese Emotionen zu unterdrücken und sich selbst die Schuld dafür zu geben, wieder einmal »zu sensibel« gewesen zu sein, gib dir den Raum, zu erkennen, was passiert ist, und zu untersuchen, warum du dich in diesem Moment ängstlich, kritisiert, überfordert oder verzweifelt gefühlt hast.

Gefühlsrad

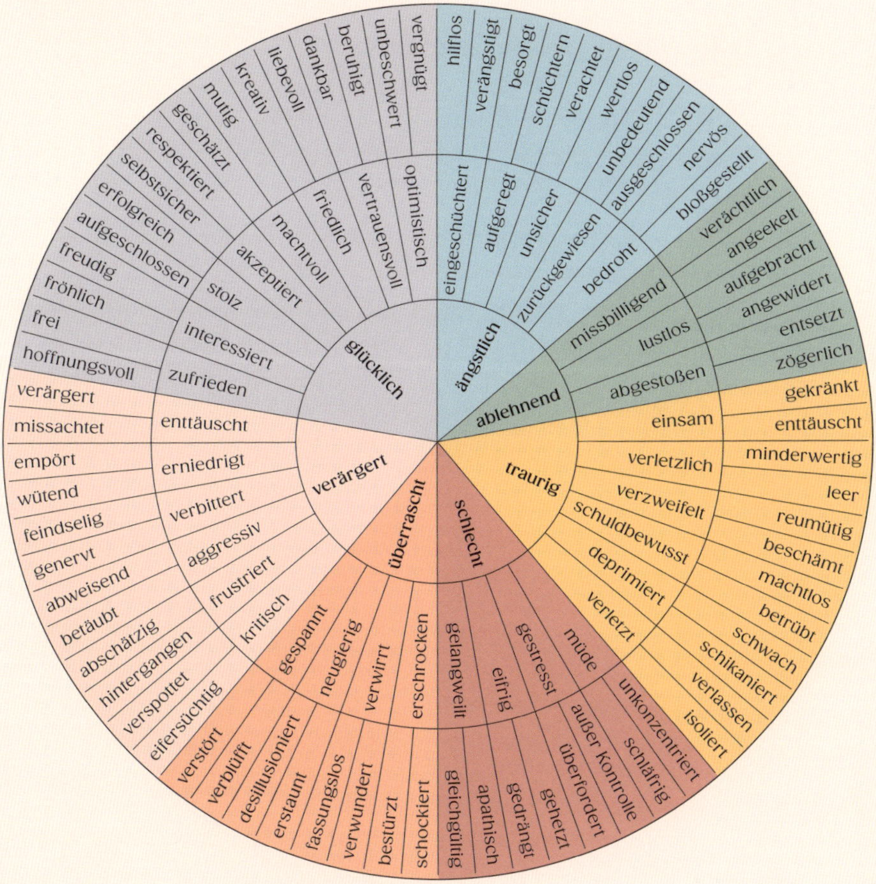
glücklich
optimistisch
vergnügt
unbeschwert
vertrauensvoll
beruhigt
friedlich
dankbar
liebevoll
machtvoll
kreativ
mutig
akzeptiert
geschätzt
respektiert
stolz
selbstsicher
erfolgreich
interessiert
aufgeschlossen
freudig
zufrieden
fröhlich
frei
hoffnungsvoll
ängstlich
eingeschüchtert
hilflos
verängstigt
aufgeregt
besorgt
schüchtern
unsicher
verachtet
wertlos
zurückgewiesen
unbedeutend
ausgeschlossen
bedroht
nervös
bloßgestellt
ablehnend
missbilligend
verächtlich
angeekelt
lustlos
aufgebracht
angewidert
abgestoßen
entsetzt
zögerlich
traurig
einsam
gekränkt
enttäuscht
verletzlich
minderwertig
leer
verzweifelt
reumütig
beschämt
schuldbewusst
machtlos
betrübt
deprimiert
schwach
schikaniert
verletzt
verlassen
isoliert
schlecht
müde
unkonzentriert
schläfrig
gestresst
außer Kontrolle
überfordert
eifrig
gehetzt
gedrängt
gelangweilt
apathisch
gleichgültig
überrascht
erschrocken
schockiert
bestürzt
verwirrt
verwundert
fassungslos
neugierig
erstaunt
desillusioniert
gespannt
verblüfft
verstört
verärgert
kritisch
eifersüchtig
verspottet
frustriert
hintergangen
abschätzig
aggressiv
betäubt
abweisend
verbittert
genervt
feindselig
erniedrigt
wütend
empört
enttäuscht
missachtet
verärgert

Führe eine Selbstanalyse durch

Mit dieser einfachen Übung kannst du herausfinden, was los ist, wenn du dich überfordert fühlst, und in Zukunft wirksamere Grenzen setzen.

1. ***Erkenne deine Grenzen***

   Nimm dir Zeit, um über deine Grenzen und ihre Bedeutung für dich nachzudenken. Notiere deine fünf nicht verhandelbaren Punkte, warum sie dir wichtig sind und wie du dich fühlst, wenn sie verletzt werden.

2. ***Erkenne, wann die Erwartungen anderer dich dazu zwingen, deine Grenzen zu überschreiten***

   Überlege dir, wann du deine Grenzen überschritten, sie anderen gegenüber nicht klar kommuniziert oder zugelassen hast, dass jemand sie übertritt. Es muss kein großes, dramatisches Ereignis sein – eine Reihe kleiner, andauernder Ereignisse kann genauso dazu beitragen, dass wir uns überfordert, missachtet oder ausgebrannt fühlen.

3. ***Erkenne, wann deine eigenen Erwartungen dich dazu zwingen, deine Grenzen zu überschreiten***

   Überdenke auch die Erwartungen, die du an dich selbst hast. Wir wissen, dass es bei neurodivergenten Menschen eine Tendenz zu Perfektionismus und Gefälligkeit gibt. Frage dich, ob du dieselben Erwartungen auch an andere hast, und wenn nicht, frage dich, woher deine eigene Prägung stammt. Meistens lässt sie sich auf ein Problem aus der Kindheit zurückführen, das verdrängt oder normalisiert wurde.

   Wenn man die überhöhten Ansprüche an sich selbst loslässt, fällt es leichter, mitfühlender gegenüber anderen zu sein. Es ist okay, nicht alle Aufgaben auf der To-do-Liste zu schaffen, nicht immer ein sauberes Zuhause, eine gesunde Ernährung und regelmäßige Treffen mit Freunden zu haben!

Strategien für die Zukunft

Es kann entmutigend sein, zu erkennen, dass man viele Veränderungen vornehmen muss, um sich mit ADHS wirklich entfalten zu können. Der Schlüssel liegt darin, klein anzufangen: Jede kleine Veränderung, die dich mehr in Einklang mit dir selbst bringt, wird dir helfen, einen Punkt zu erreichen, an dem du dich sicher, zufrieden und fähig fühlst, authentisch zu leben.

- Sei nett zu dir selbst: Denke daran, dass du deine Entscheidungen in der Vergangenheit ohne das Wissen getroffen hast, das du heute hast.
- Überlege dir, in welchen Bereichen deines Lebens du Anpassungen vornehmen könntest. Du musst nicht alles auf einmal angehen, aber ein Blick auf die kleinen Details deines Lebensstils kann genauso wichtig sein wie große Veränderungen in deinem Beruf, deinen Grenzen und deinen Beziehungen.
- Erinnere dich daran, dass dein Ziel ist, ein Leben zu gestalten, das zu dir passt. Die Menschen, denen du wichtig bist, werden sich das auch für dich wünschen. Vertraue deinem Instinkt und glaube an deine Kraft, die nötige Veränderung herbeizuführen.

ZEIT ZUM REFLEKTIEREN

Ein gutes Leben zu führen, ist keine Straftat. Niemand wird dir etwas wegnehmen, nur weil du Freude daran hast. Um ein Leben zu führen, das zu dir passt, musst du Dinge, die dir Spaß machen, in deinen Alltag integrieren. Überlege dir eine lustige oder kreative Aktivität für morgen (oder gleich jetzt) – etwas, das du normalerweise nicht tust oder schon lange nicht mehr getan hast. Es wird dir das Gefühl geben, dass das Leben für dich anstatt gegen dich arbeitet.

KAPITEL 8

Fördere deine Kreativität

In diesem Kapitel geht es um Kreativität: Warum ist sie wichtig, warum fehlt sie manchmal und wie kann man sie zurückgewinnen und erhalten? Wenn du dich kreativ blockiert fühlst, wirst du lernen, die Ursachen aufzudecken, und einen Blick in deine vielversprechende Zukunft werfen.

DAS PROBLEM

Sinn-Angst und Kreativität

Was könnte dich daran hindern, auf deine Kreativität zuzugreifen? Und wie kannst du sie effektiv nutzen und kanalisieren? Das wird im Folgenden untersucht …

In den vorhergehenden Kapiteln wurde viel über die paradoxen Herausforderungen von ADHS gesprochen. Um das Beste aus dem schnelllebigen neurodivergenten Gehirn von Menschen mit ADHS herauszuholen, muss man verstehen, was die eigene Kreativität blockieren kann und wie man sie künftig nutzen kann. Elizabeth Gilbert, Autorin eines meiner Lieblingsbücher, *Big Magic*, meint, der Druck der westlichen Gesellschaft, dass alles, was man tut, einen Sinn haben muss, sei zu groß. Viele Menschen leiden deshalb unter etwas, das sie »Sinn-Angst« nennt, und das blockiert die Kreativität.

Viele Frauen mit ADHS erleben diese Sinn-Angst, gepaart mit einer Mischung aus Hochstapler-Syndrom, Selbstzweifeln, Überforderung, Perfektionismus, dem Wunsch, anderen zu gefallen, und der unterschiedlichen kognitiven Verarbeitungsweise. Sie kann die Frauen dazu bringen, aufzugeben, bevor sie es überhaupt versucht haben, obwohl sie wahrscheinlich mindestens drei Ideen pro Woche für ein neues kreatives Projekt haben.

Frauen mit ADHS müssen lernen, im Moment zu leben und ihre Kreativität freizusetzen. Aber wie können sie das bewusst tun?

Die Kreativität kann deine Denkweise in allen Lebensbereichen erweitern.

DIE LÖSUNG

Die Macht der Kreativität

Kreativität kann sich positiv auf das psychische Wohlbefinden auswirken und ist eine enorme Hilfe im Umgang mit ADHS. Sie ermöglicht es Frauen mit ADHS, in einen achtsamen und impulsiven Zustand zu gelangen und holt sie aus ihrem geschäftigen, ruhelosen Alltag heraus.

Angst abbauen

Erinnerst du dich an unser kraftvolles, kreatives Task-Positive-Netzwerk (TPN) aus Kapitel 2? Es wird aktiviert, wenn man seine Vorstellungskraft nutzt und kreativen Ideen freien Lauf lässt. Indem man diesen integralen neuronalen Pfad aktiviert, wird verhindert, dass der negativere Teil des Gehirns – das grübelnde und unheilverkündende Default-Mode-Netzwerk (DMN, auch bekannt als der Dämon! Siehe S. 31) – die täglichen Entscheidungen zu sehr beeinflusst. Auf diese Weise kann Kreativität Balsam für einige der schwierigeren Symptome von ADHS sein. Frauen mit ADHS können sich entweder dafür entscheiden, zu grübeln und sich Sorgen zu machen, oder sie können sagen: »Ich entscheide mich dafür, positive Gedanken, Energie und Taten zu erzeugen.« Der einfachste und schnellste Weg dazu ist, das Task-Positive-Netzwerk bewusst zu aktivieren und eine kreative und achtsame Tätigkeit zu finden.

ERFAHRUNGEN

Kreatives und unkonventionelles Denken ist eine große Stärke bei ADHS. Ich erkenne in einer Situation oft das Gesamtbild und die möglichen Ergebnisse. Oftmals finde ich Lösungen, auf die andere nicht gekommen sind.

Tanya, 49

Innere Klarheit

Kreativität kann auch ein Gefühl innerer Klarheit und Achtsamkeit mit sich bringen und das hilft, sich zu zentrieren und zu kontrollieren.

In meinem eigenen Leben wurde dies besonders deutlich, als ich meine Arbeit in der PR aufgab, um ein Geschäft für den Verkauf von Sukkulenten zu eröffnen. Wenn die Kinder im Bett waren, ging ich ins Hinterzimmer, krempelte die Ärmel hoch und hörte nebenbei Musik, Podcasts und Hörbücher. Das weckte schließlich mein Interesse an Selbstentwicklung, Coaching und emotionalem Wohlbefinden. Ich habe mich noch nie so mir mir selbst im Einklang gefühlt wie während dieser kreativen Auszeit.

Die Beschäftigung mit einer kreativen Tätigkeit, die mich inspirierte, gab meinem Leben eine völlig neue Richtung, die ich nicht gefunden hätte, wenn ich mich nur mit Stift und Papier hingesetzt und den Wunsch gehabt hätte, einen Plan zu schmieden. Das Gehirn von Frauen mit ADHS muss auf eine Weise »frei« sein, wie es nur durch Kreativität möglich ist.

In den »Flow« kommen

Als Mensch mit ADHS seine Kreativität zu nutzen, ist, als würde man endlich ein zusätzliches Körperteil benutzen, über das man früher nur gestolpert ist. Natürlich lässt sich das nicht verallgemeinern, denn nicht jede Person mit ADHS ist ein kreatives Genie, aber ich glaube, dass die Kreativität in uns allen schlummert. Es gibt keine allgemeingültige Methode, kreativ zu sein. Zu lernen, ruhige und achtsame Momente zu finden, während man sich in einem kreativen Flow-Zustand befindet, ist etwas, das jede Frau mit ADHS erforschen kann, und je öfter sie das tut, desto mehr wird sie erkennen, wie wunderbar es ist, eine Pause vom alltäglichen Technik- und Mediengebrauch einzulegen. Wenn du Musik anmachst, das Lego herausholst und dich in diesem Flow-Zustand verlierst, ist das wie ein warmes Bad für dein Gehirn und Nervensystem.

Warum wir so kreativ sind

JUDE SCHWEPPE, Schauspieltrainerin, Autorin, Schauspielerin und Mitbegründerin des Actors' Space in Brighton (Großbritannien)

Wenn ich auf die 45 chaotischen Jahre zurückblicke, die ich damit verbracht habe, mich zu fragen, warum ich nichts auf die Reihe bekommen habe – obwohl ich alle Mittel zur Verfügung hatte –, dann war da immer eine Sache, die mir Trost, Inspiration und Freude geschenkt hat: meine kreative Tätigkeit. Mit vier Jahren begann ich mit Tanzunterricht. Ich sang mich durch die Einsamkeit als Einzelkind, bis ich sieben war und meine Schwester kam. Mit zwölf verliebte ich mich leidenschaftlich in die Schauspielerei und begann nach dem Studium eine Schauspielausbildung. Mit 20 wurde ich DJane und arbeitete mehrere Jahre nebenbei als Musikjournalistin, während ich gleichzeitig versuchte, mich in das Korsett eines klassischen Bürojobs in der Werbebranche zu zwängen. Und in letzter Zeit habe ich mich wieder dem Malen, Basteln und Schreiben zugewandt – zum Vergnügen und als Therapie.

Die schweren Depressionen und Burn-outs, die ich im Laufe der Jahre durchgemacht habe, haben eines gemeinsam: Sie alle ereigneten sich, als ich weit vom kreativen Pfad abgekommen war. Immer wieder bin ich in tiefste Abgründe gefallen, wenn ich meine kreative Seele aufgegeben und zugelassen habe, dass andere Dinge meine Zeit und Energie in Anspruch genommen haben. Kreativität ist mein Lebenselixier und ich habe einen Punkt in meinem Leben erreicht, an dem kreatives Tun und Ausdruck für mich absolut unverzichtbar geworden sind. Schon 15 Minuten mit Filzstiften und einem Malbuch verschaffen mir die dringend benötigte Erholung von dem Orkan, der sonst unaufhörlich in meinem Kopf tobt. Es ist die schönste Erleichterung und entscheidend, um ADHS ohne Medikamente in den Griff zu bekommen.

Kreativität hat eine mystische Energie: Die Brillanz, die entsteht, wenn Menschen mit dieser Energie interagieren, hat etwas Überirdisches. Ich bin jedoch fest davon überzeugt, dass es eine Energie ist, die wir alle nutzen können. Es muss nicht kompliziert sein. Es muss nicht teuer sein. Du stehst weder unter Druck noch bist du verpflichtet, etwas zu schaffen, das von anderen bewundert oder verstanden wird.

Deine Arbeit kann eine zutiefst persönliche Angelegenheit sein, die nur dich und deine Inspiration betrifft; Ideenfindung, Erkundung und Schaffen sind bereits die Belohnung, das Ergebnis ist fast irrelevant. Oder du teilst dein Werk mit der Welt, weil du damit ein Statement darüber abgeben kannst, wer du bist und was dir wichtig ist, oder weil du es einfach liebst, anderen Freude und Trost zu bereiten – mit deiner einzigartigen Fähigkeit, Farben, Worte oder Musiknoten so anzuordnen, dass sie deren Seele genauso erfreuen und beruhigen wie deine.

Eine freudvolle kreative Arbeit erwartet nichts von dir. Sie stellt keine Anforderungen und verfolgt keine Absichten. Es geht einfach darum, dass du dich so oft wie möglich darauf einlässt, mit deiner Inspiration und allem, was dir sonst noch einfällt, zusammenzuarbeiten. Schreiben, malen, modellieren, tanzen, singen, stricken, nähen, häkeln, malen nach Zahlen, einen Garten anlegen – tue das, wozu du dich berufen fühlst und was dir Frieden gibt. Dein Herz und deine Seele werden dir für dein Engagement danken – ebenso wie dein großartiges, wenn auch etwas überfordertes Gehirn. «

SELBSTHILFE

Kreativität entdecken

Kreativität steckt in jeder von uns. Manchmal ist es schwierig, sie zu erreichen, aber sie ist immer da und es ist deine Aufgabe, sie zu spüren und herauszufinden, wie du sie zum Ausdruck bringen kannst.

Visualisieren

Der Einstieg in eine kreative Tätigkeit kann für Menschen mit ADHS entmutigend sein. Doch etwas Kreatives und Achtsames zu tun, erfordert kein großes Talent, Fachwissen oder Planung. Es kann so einfach sein: Man kann sich etwas Positives oder Angenehmes vorstellen, zum Beispiel einen Strandspaziergang an einem sonnigen Tag, oder sich ein paar Minuten Zeit nehmen, um über ein neues Hobby oder die Entwicklung positiver Lebensgewohnheiten nachzudenken. Neurowissenschaftliche Forschung unterstützt nachdrücklich die Vorteile der Visualisierung, um neue Wege zu finden, das Leben zu genießen.[49]

Herumwerkeln

Herumwerkeln ist eine der besten Möglichkeiten, die Kreativität anzukurbeln, und führt zu dem ultimativen Gefühl, im Hier und Jetzt zu sein. Herumwerkeln kann für jeden anders aussehen, aber allgemein wird es als das Weglassen eines Ergebnisses oder des Anspruchs verstanden, eine Aktivität produktiv gestalten zu müssen. Für Menschen mit ADHS, die innerlich und äußerlich eher unruhig sind, entfaltet das absichtslose Tun (ohne Druck auf ein Erfolgserlebnis) eine beruhigende Wirkung.

Ich persönlich liebe es, das Radio einzuschalten, Kaffee zu kochen und in meiner Küche herumzuwerkeln, ohne dass jemand anderes in der Nähe ist. Aber es kann auch jede andere

Wenn du deine Kreativität zum Ausdruck bringst, erlaubst du dir, ganz du selbst zu sein.

beliebige Aktivität sein, wie Kochen, Gartenarbeit, Wäsche zusammenlegen (wenn das dein Ding ist!) oder sogar Aufräumen. Die einzige Bedingung ist, dass man allein sein muss, um das Herumwerkeln voll zu genießen. Denn dann braucht man sich niemandem erklären und kann seinem Gehirn freien Lauf lassen. Denk dir, das ist eine ADHS-Person in freier Wildbahn, in ihrem Element, ohne Regeln und ohne jeglichen Druck.

Der Schlüssel liegt darin, den Anspruch auf Produktivität aufzugeben und das zu tun, worauf man Lust hat (wenn überhaupt), je nach Energielevel. Alleine zu werkeln hilft mir, meinen inneren Feldwebel zu beruhigen, der mir ständig befiehlt, beschäftigt zu sein. Ich lerne, diese laute Stimme zu besänftigen und offener für das sanfte Flüstern von »Prozess vor Zweck« zu werden.

Ablenkungen vemeiden

Vielleicht hast du das Gefühl, als Erwachsene wichtigere Bereiche in deinem Leben priorisieren zu müssen, wie Arbeit, Finanzen, Familie oder Verpflichtungen gegenüber anderen? Doch wenn du die schrittweisen Veränderungen erlebst, die sich ergeben, wenn du Kreativität in deinem Leben willkommen heißt und ihr Raum gibst, merkst du, dass sich dies auf dein Wohlbefinden in allen Bereichen auswirken kann. Ich verspreche dir: Diese kreativen Momente werden dein Leben unbeschreiblich bereichern und dir mehr Ruhe, Zufriedenheit, Freude, Achtsamkeit, Hoffnung und Erfüllung bringen. Wer die eigene Kreativität entdeckt, kann aufhören, gedankenlos auf dem Handy zu scrollen und noch mehr Dinge zu kaufen, die man nicht braucht, nur um Dopamin zu gewinnen. Man kann die eigenen Batterien wieder aufladen und erlangt neue Sichtweisen auf die Welt mit all ihren Möglichkeiten und Abenteuern.

NÜTZLICHE WERKZEUGE

Kreativität freisetzen

Jetzt werden einige Möglichkeiten gezeigt, wie du deine Kreativität freisetzt, deine Energien zum Fließen bringst und mehr Freude, Erfüllung und Achtsamkeit in dein Leben holst.

Setze dir ein paar Leitlinien für Kreativität

Alles Neue braucht das richtige Umfeld, um wachsen zu können – und genau diesen Gedanken solltest du auch auf dich selbst anwenden, wenn du neue kreative Muster in deinem Leben verankern willst. Meine Tipps für eine bewusstere und gezieltere Kreativität, insbesondere für Frauen mit ADHS, lauten wie folgt:

Nimm den Erfolgsdruck raus: Mache »Prozess vor Ergebnis« zu deinem Mantra.

Lege Handy und Uhr weg, wenn du kreativ bist, und lasse die Zeit einfach fließen.

Lasse alle Gedanken darüber los, wie du mit deiner kreativen Leistung Geld verdienen könntest. Es soll nur zu deinem Vergnügen sein.

Tue nur das, was dir Freude macht: Finde etwas, bei dem die Zeit wie im Flug vergeht und du dich vollkommen präsent fühlst.

Lasse dich auf den Spaß und die Freude ein, ohne dich selbst zu verurteilen. Wenn Selbstkritik aufkommt, beobachte sie und lasse sie abklingen.

Der erste Entwurf ist immer schlecht (ob auf Papier oder in einer anderen Form). Lasse dich davon nicht entmutigen.

Kreativität bedeutet Neugier, Spaß sowie die Bereitschaft zu lernen, Fehler zu machen und sogar zu scheitern.

Du darfst die Richtung ändern, dich neu ausrichten oder auch mal langweilen. Du musst dich nicht an Regeln halten, die nicht mehr zu dir passen.

Erlaube dir, unkonventionell zu sein: Du musst niemandem erzählen, was du tust. Behalte es für dich, so lange du willst. Man hat uns eingeredet, dass alles, was wir tun, in sozialen Medien oder einer WhatsApp-Gruppe dokumentiert werden muss. Im Gegenteil: Je privater du deinen kreativen Flow hältst, desto authentischer wird er, ohne Angst vor Verurteilung oder Vergleich.

Werde neugierig und stelle Fragen

Denkst du dir: »Aber ich weiß nicht, wie ich meine Kreativität ausdrücken soll«? Oder fällt es dir schwer, herauszufinden, was dir wirklich Spaß macht? Dann stelle dir diese Fragen:

Wovon fühlst du dich beim Durchblättern von Zeitschriften automatisch angezogen? Was zeigt dir dein aktueller Social-Media-Algorithmus? Lass dich von dem leiten, was dich wirklich interessiert – ohne dir allzu großen Druck zu machen, wohin es dich führen soll.

Worüber freust du dich, wenn es zufällig zur Sprache kommt?

Wem würdest du gerne viele Fragen stellen, wenn du ihn auf einer Party oder bei jemandem zu Hause treffen würdest?

Was fällt dir an deinen Gedanken auf, wenn du kreativ bist, im Vergleich zu den Gedanken, wenn du dir Sorgen um die Zukunft machst oder über die Vergangenheit grübelst?

Wie fühlt sich dein Körper an, wenn du etwas tust, das dir Spaß macht?

Welche Emotionen kommen hoch, wenn du so präsent und im Fluss des Augenblicks bist?

Was erfüllt und begeistert dich? Achte auf deine Körpersignale. Denke daran, dass Energie, Dopaminspiegel und Interesse schwanken können. Es ist in Ordnung, manchmal keine Lust auf Kreativität zu haben.

Führe ein Tagebuch

Das Aussprechen der Gedanken durch Schreiben hilft, festsitzende, negative Emotionen loszulassen und die verwirrenden Dinge zu verarbeiten, mit denen die Seele zu kämpfen hat. Das gibt Raum für mehr Kreativität.

Der Weg des Künstlers von Julia Cameron ist ein inspirierender Leitfaden für alle, die kreative Praktiken entwickeln möchten. Ein wichtiger Tipp sind die »Morgenseiten«. Schreibe täglich alles auf, was dir durch den Kopf geht, um Platz für inspirierendere Gedanken zu schaffen. Baue diese Übung anhand der folgenden Anregungen in deinen Alltag ein.

Beispiele für Morgenseiten-Einträge

Eintrag 1 …

Was fühle ich heute morgen in meinem Körper?

Eintrag 2 …

Gibt es etwas, das ich heute erreichen möchte?

Eintrag 3 …

Wo kann ich heute mehr Freude und Verbundenheit finden?

Eintrag 4 …

Was bin ich heute bereit, loszulassen oder freizugeben?

Eintrag 5 …

Wie kann ich mir heute etwas Liebe und Selbstmitgefühl schenken?

Eintrag 6 …

Mit wem kann ich heute Kontakt aufnehmen?

Steigere deine Achtsamkeit

Sich Zeit für Kreativität zu nehmen, kann sich wie ein Luxus anfühlen. Es trägt aber entscheidend zu Wohlbefinden und psychischer Gesundheit bei und fördert die Neustrukturierung neuronaler Bahnen. Kreativität hilft außerdem, Stress abzubauen und Gefühle von Erfüllung, Dankbarkeit und Glück zu steigern. Probiere doch mal die folgenden Aktivitäten aus, um achtsamer zu werden.

- Gehe durch die Natur und lausche den Geräuschen um dich herum. Achte darauf, was du siehst und was sich seit deinem letzten Besuch am selben Ort verändert hat.
- Lies die Zahlen auf Nummernschildern oder Hausnummern.
- EFT-Klopfen ist eine unglaublich tolle Möglichkeit, sich zu erden und im Körper zu bleiben (siehe S. 40–41).
- Beim Kochen kann man gut abschalten. Viele empfinden es allerdings eher als stressig. Mache also einfach nur das, was dich achtsam und im Moment bleiben lässt.
- Verbringe Zeit in der Natur: beim Gärtnern, beim Pflücken von Wildblumen, beim Unkrautjäten, beim Barfußgehen auf Gras. Nimm generell alle Eindrücke um dich herum wahr.
- Versuche es mit Schwimmen im Freien oder mit Kaltwassertherapie in der Badewanne oder Dusche (siehe S. 84). Studien belegen, dass bereits wenige Minuten in kaltem Wasser zu einem Anstieg des Dopaminspiegels um 250 % und des Noradrenalinspiegels um mehr als 500 % führen.[50]
- Konzentriere dich auf deinen Atem und nutze Techniken, um im Moment zu bleiben. Versuche es mit Box-Atmung (siehe S. 58) oder visualisiere beim Ein- und Ausatmen das Unendlichkeitszeichen (∞).

Strategien für die Zukunft

Sich Zeit zu nehmen, um in den Flow zu kommen, ist weder egoistisch noch Luxus – es ist wichtig für Gesundheit und Wachstum. Sich auf die Kreativität einzulassen, fördert Momente der Heilung und Verbundenheit und signalisiert der eigenen Fantasie, dass sie sich gefahrlos entfalten darf.

- Versuche, dir auch an schwierigen Tagen Zeit für achtsame Kreativität und Wohlfühlpraktiken wie Tagebuchschreiben zu nehmen, um deinen Kopf freizumachen.
- Denke daran, dass Kreativität keine Grenzen kennt: Sie kann alles sein, von Gartenarbeit bis Singen.
- Erlaube dir, Neuem mit Neugier und Begeisterung zu begegnen. Lasse dich nicht von selbstkritischen Gedanken bremsen oder von früheren vermeintlichen Misserfolgen.
- Kreativität und Glück sind nur möglich, wenn Geist und Körper im Einklang sind. Achte daher auch auf dein körperliches Wohlbefinden: Trinke viel, ernähre dich gut, bewege dich, verbringe Zeit im Freien und sorge für ausreichend Schlaf.

ZEIT ZUM REFLEKTIEREN

Wie würdest du dich gern kreativ betätigen, wenn du die Vorstellung, damit Geld zu verdienen, die Strategie, die Kosten, die Qualifikationen, den Vergleich, das Urteil und die Angst außer Acht lassen würdest? Was würde dann deine kreative Neugier wecken? Schreibe alles auf, was dir in den Sinn kommt, ohne zu werten. Überlege dir, welche einfachen Schritte du unternehmen könntest, um diese kreativen Tätigkeiten jetzt in dein Leben zu integrieren. Befreie dich von jeglichem Druck und allen Erwartungen – es geht um Neugier ohne Verpflichtung.

KAPITEL 9

Freude zulassen und Erfüllung finden

Nun geht es um die Freude: Die meisten denken kaum oder gar nicht darüber nach, doch sie ist die Grundlage von Glück und Wohlbefinden. Wie hängt sie mit Erfüllung zusammen und warum haben so viele Menschen mit ADHS Schwierigkeiten, sie zu finden? Jetzt wird erörtert, wie es ihnen trotzdem gelingen kann.

DAS PROBLEM

Wenn Freude unerreichbar scheint

Menschen mit ADHS tun sich oft schwer, Freude zu empfinden. Aber was genau ist Freude eigentlich?

In der Psychologie wird Freude als »eine lebhafte Emotion, häufig begleitet von einem Gefühl der Erfüllung und des Wohlbefindens« definiert. Ich gehe davon aus, dass viele Frauen mit ADHS dies nicht sehr oft erleben.

Bei Menschen mit ADHS sind Panik, Furcht, Angst, Sorge oder Hypervigilanz die Grundzustände. So leicht verlieren sie sich in einer Spirale aus »Habe-ich-genug-getan?»-Sorgen, endlosen To-do-Listen, dem Gefühl der Unproduktivität und »Was-wäre-wenn?«-Katastrophenszenarien. Dadurch können sich die neuronalen Bahnen verstärken, die zu noch mehr negativen Gedankenzyklen führen.

Obwohl viele Frauen mit ADHS ängstliche Denkmuster entwickelt haben, können sie dank der Neuroplastizität ihres Gehirns neuronale Netzwerke auch neu verdrahten, um mehr Freude zu empfinden.

DAS GEHIRN NEU VERDRAHTEN

Der Neuropsychologe Donald Hebb sagte 1949: »Neuronen, die sich miteinander verbinden, feuern auch zusammen«[51] – das heißt: Je öfter man etwas tut, desto stärker werden die neuronalen Netzwerke, weshalb eine Übung jedes Mal einfacher wird. Der Autor Tony Robbins sagt: »Wenn wir uns auf etwas konzentrieren, fließt Energie. Wo Energie fließt, wächst das, worauf wir uns konzentrieren. Darum musst du dich auf dein Ziel konzentrieren, nicht auf das, wovor du Angst hast.«[52]

DIE ERKLÄRUNG

Was hält dich zurück?

Wie also findet man diese schwer fassbare Freude, wenn der eigene Geist oft mit Sorgen und »Was-wäre-wenn«-Gedanken beschäftigt ist?

Das Geschenk der Dankbarkeit

Dankbarkeit ist der perfekte Weg, um die Reise zur Freude zu beginnen und das Gefühl der Erfüllung Tag für Tag zu steigern. Anstatt sich in einer Situation mit negativen oder angstbasierten Gedanken zu beschäftigen, kann man (so schwierig es sich zunächst auch anfühlen mag) aktiv ein Gefühl der Dankbarkeit erforschen, um positivere neuronale Bahnen zu schaffen. Das bedeutet, dass es jedes Mal leichter wird, nach etwas zu suchen, wofür man dankbar sein kann. Es braucht Zeit, sein Gehirn darauf zu trainieren, das Positive zu suchen und dann selbst für die kleinsten Dinge dankbar zu sein, aber man kann die Neuronen im Gehirn langsam neu verdrahten, um selbstmitfühlender und positiver denken zu lernen und so Freude zu empfinden.

Einer meiner spirituellen Lehrer sagte einmal zu mir: »Wenn du zweifelst und dir nicht im Klaren darüber bist, was du vom Leben willst, wenn du nicht einmal weißt, worum du im Gebet oder in der Meditation bitten sollst, wiederhole nur die Worte ›Danke. Danke. Danke.‹ Die Energie der Dankbarkeit ist stark genug, um aus Sorgen zu befreien. Durch Dankbarkeit lassen sich neue Möglichkeiten entdecken, indem man auf dem aufbaut, was man schon hat. Wenn du beispielsweise für deine Freundschaften dankbar bist, kannst du diese noch weiter ausbauen, indem du mit diesen Menschen etwas unternimmst. Oder vielleicht findest du neue Freunde in einem Bereich, den du bewunderst.

In einem freudvollen Leben geht es darum, kleine, wundervolle Momente zu sammeln und tiefe Dankbarkeit dafür zu empfinden.

Für mich muss Freude nichts Monumentales sein: Es kann ein Morgenkaffee mit den ersten Strahlen der Frühlingssonne im Gesicht sein, ein Spaziergang mit dem Hund auf einem Weg ohne Schlammpfützen oder eine neue Folge meines Lieblingspodcasts. Eine morgendliche Kuscheleinheit mit meinem jüngsten Kind bereitet mir so viel Freude, dass sie mich durch den Tag trägt. Doch wenn ich am Handy hänge, soziale Medien checke und mir Sorgen um die Uhrzeit mache, wäre ich nicht präsent genug, um die Freude dieses schönen Moments zu spüren, der mit zunehmendem Alter der Kinder so selten wird. Doch wie wir gleich feststellen werden, ist Dankbarkeit nicht das einzige Mittel, das uns zur Verfügung steht.

Die Macht der Gegenwart

Ich habe gelernt, dass ich ruhiger und glücklicher bin, wenn ich mich auf das konzentriere, was ich hier und jetzt kontrollieren kann. Die Philosophie des Stoischen Denkens lehrt, dass man mehr Freude empfindet, wenn man seine Aufmerksamkeit auf das richtet, was man selbst steuern kann. Diese Einstellung ist ein wirksames Gegengewicht zur Tendenz von Menschen mit ADHS, sich vor der Zukunft zu fürchten.

Das Verständnis dieses Kontrollbereichs wird ein wichtiger Teil des Werkzeugkastens sein, um Freude zu kultivieren (siehe S. 164), aber zuerst sollst du lernen, die Momente zu erkennen, in denen du dich machtlos fühlst.

WAS DU KONTROLLIEREN KANNST

Die Philopsophie des Stoischen Denkens konzentriert sich auf in der Gegenwart Kontrollierbares, um negative Gedanken zu überwinden. Es wurde von der Bewegung der Positiven Psychologie zur Kontrollbereichtheorie weiterentwickelt, die noch einen »Einflussbereich« hinzufügte: eine Grauzone zwischen dem, was wir kontrollieren können und dem, was wir nicht kontrollieren können.

Positive Psychologie und ADHS

RUTH KUDZI, zertifizierte Master Coach (MCC), Coaching-Psychologin, Beraterin und Trainerin

Integriere Methoden der Positiven Psychologie, wie das bewusste Üben von Dankbarkeit, in deinen Alltag. Das Gefühl der Dankbarkeit führt zur Stärkung der Nervenbahnen und Ausschüttung von Dopamin. Dadurch steigt die Wahrscheinlichkeit, positive Emotionen zu erleben, was wiederum zu mehr Wohlbefinden beiträgt. Beginne mit einer täglichen Übung, entweder morgens oder abends. Denke über drei Dinge nach, für die du dankbar bist, und nimm dir Zeit, diese Gefühle zu verarbeiten.

Ein stärkenorientierter Ansatz kann auch bei ADHS hilfreich sein, um Selbstvertrauen aufzubauen. Man konzentriert sich oft nur auf die eigenen Schwächen. Wenn man sich aber neu orientiert, seine Stärken erkennt und an diesen Eigenschaften arbeitet, kann man sich weiterentwickeln. Meine Kreativität ist beispielsweise eine meiner größten Stärken und ich konzentriere mich lieber darauf, statt auf meine mangelnde Organisation oder Inkonsequenz zu achten. Du kannst deine Stärken durch persönliche Reflexion identifizieren, spezielle Tools verwenden, bis zu zehn Freunde/Kollegen/Bekannte, die dich gut kennen, nach drei deiner Stärken fragen, die sie in dir sehen, oder mit einem Coach zusammenarbeiten.

Ebenfalls sehr wirksam ist Visualisierung (siehe S. 146): Sich Zeit zu nehmen, um sich mit dem auseinanderzusetzen, was man werden und erreichen möchte, kann positive Emotionen auslösen und das Wohlbefinden steigern. Es können auch Visionboards helfen, das Wichtige zu würdigen und dich motivieren, deine Ziele zu verfolgen.

Überlege dir abschließend, wie du Beziehungen aufbauen und pflegen möchtest, da das bei RSD (siehe S. 44–61) erschwert sein kann. Konzentriere dich auf positive Interaktionen mit anderen und fülle deinen inneren Kreis mit Menschen, denen du vertraust. Bringe dich in die ADHS-Community ein, um dein Netzwerk und dein Zugehörigkeitsgefühl zu stärken.

DIE LÖSUNG

Der Weg zur Freude

Freude und Erfüllung sind näher, als du denkst. Mit ein paar einfachen Veränderungen in deinem Alltag kommst du diesem Erlebnis einen Schritt näher.

Schütze deine Energie

Erfüllung ist chaotisch und unvollkommen. Um sie zu erlangen, muss man sich gar nicht anderen Menschen oder Situationen stellen. Im Gegenteil, Erfüllung bedeutet, klare Grenzen zu setzen, die eigenen Energiereserven zu respektieren und zu ehren, was dich antreibt. Frauen mit ADHS müssen eine Festung um sich errichten. Denn wenn sie Erfüllung darin finden, anderen zu helfen und ihnen zu dienen, sind ihre Ressourcen und Reserven von größter Bedeutung: Man kann nicht aus einer leeren Tasse einschenken. Auch das Handy lässt niemand bei 5% Akkuladung an – den Stromsparmodus gibt es nicht ohne Grund und er soll nur für Notfälle genutzt werden. Um Erfüllung und Freude zu finden, muss man seine Energie pflegen und erhalten.

Lebe nach deinen Wertvorstellungen

So wie sich Prioritäten und Werte verändern und weiterentwickeln, verändern sich auch die Dinge, die Erfüllung schenken. Das ist mir aufgefallen, als ich schon eine Weile als Coach tätig war und eine Möglichkeit suchte, zu lernen und zu wachsen und gleichzeitig mehr Menschen zu helfen. Ich startete daraufhin den Podcast *The Ambitious Mum,* in dem ich meine Grundwerte Kreativität, Neugier, Spaß, Wachstum, Lernen und Verbundenheit thematisierte. Wenn du deine Grundwerte identifizierst (siehe S. 166), kannst du Lebensentscheidungen treffen, die darauf aufbauen und dich der Erfüllung näher bringen.

ERFAHRUNGEN

Ich sehe immer das Potenzial in anderen. Was mir Erfüllung gibt, ist das Unterrichten, etwas Neues zu lernen und Zeit mit der Familie zu verbringen.

Leigh, 58

Stehe zu deinen magnetischen Wünschen

Menschen mit ADHS neigen dazu, von »magnetischen Wünschen« angezogen zu werden, auch bekannt als »Glitzerobjekt-Syndrom«. Sie widmen sich gern spannenden Hobbys, bis diese langweilig werden und sie sich der nächsten Aktivität zuwenden, durch die Dopamin freigesetzt wird. Dafür muss man sich nicht schämen. Tatsächlich nutzen die erfolgreichsten Menschen mit ADHS, die ich kenne, all ihre Weisheit, Erfahrung und Erkenntnisse, die sie durch vielfältige Interessen, Hobbys oder Karrieren gewonnen haben. Je mehr Fähigkeiten und Wissen man hat, desto leichter kann man seine Ziele erreichen und befriedigende Erfolge erlangen.

Finde Erfüllung in deinem Tun

Selbst wenn man Dankbarkeit übt, führt ein Mangel an Sinn im Tun letztlich zu Unerfülltheit. Es ist wichtig, dass man erkennt, wo die Unzufriedenheit liegt, um positive Veränderungen herbeizuführen.

Um 2012 hatte ich den starken Wunsch, etwas außerhalb meiner Familie zu erreichen, war aber von meinen vielen Verpflichtungen überfordert. Wenn ich auf diese Version von mir zurückblicke, sehe ich eine Frau, die verzweifelt versucht, ihre Kreativität auszuleben und das Leben anderer Menschen zu verändern.

Ich machte eine Weiterbildung zur Gesundheitstrainerin und irgendwann bemerkte ich, wie mein Verlangen nach Erfüllung nachließ. Was mich all diese schwierigen Momente aus Selbstzweifel, Verwirrung, Hochstapler-Syndrom und Angst überstehen ließ, war die Freude über meine Erfolge. Immer wenn mir eine Klientin nach einer Sitzung erzählte, dass sich eine Emotion oder eine lang gehegte Überzeugung verändert oder gelöst hatte, empfand ich ein freudiges Hochgefühl,.

Die Diagnose von ADHS war das fehlende Puzzleteil in meinem Leben. Und von diesem Zeitpunkt an wusste ich, dass viele meiner Klientinnen genau so empfinden würden, sobald sie die Diagnose erhalten haben. Endlich hatte ich die Antworten, nach denen ich mich so sehr gesehnt hatte, und ich war bereit, die Geschichte, die ich mir so lange eingetrichtert hatte, neu zu schreiben.

Erfüllung

SARI SOLDEN, Autorin, ADHS-Expertin, Therapeutin und Beraterin

» *Normalerweise stellt niemand die Frage, wie Frauen mit ADHS, insbesondere nach einer späten Diagnose, ein erfülltes Leben führen können. Stattdessen wird meist gefragt, wie sie sich organisieren, pünktlich sein, sich anderen anpassen oder alles schaffen können.*

In Wirklichkeit führt ein Leben voller Sinn, Authentizität, Verbundenheit und Selbstakzeptanz zu Erfüllung. Die wichtigen Schritte, die oft auf eine Diagnose folgen – wie Medikamente, Verständnis, Unterstützung und Strategien für exekutive Funktionsprobleme – müssen alle dazu dienen, ein erfülltes Leben zu führen, nicht nur um der Organisation willen oder als Maßstab des eigenen Werts.

Das Ziel einer Frau mit ADHS nach der Diagnose sollte sein, eine überzeugende Zukunftsvision zu entwickeln. Dies hilft nicht nur, ihr Gehirn zu aktivieren, sondern auch den Heilungsprozess anzukurbeln. Mit anderen Worten: Der Schlüssel zur Erfüllung liegt nicht nur in der Linderung der Symptome, sondern auch darin, ein werteorientiertes Leben zu führen – sich selbst als ganze Frau zu sehen, mit Stärken, Schwächen und einem stabilen Selbstwertgefühl. Das erfordert die Wiederherstellung eines Selbstbildes, das oft durch jahrelanges Unverständnis ihrer Persönlichkeit verzerrt war.

Nach der Diagnose im Erwachsenenalter findet eine Frau mit ADHS Erfüllung, indem sie Kontakte knüpft, in denen sie gesehen und wertgeschätzt wird. Sie schafft ein Leben, in dem sie sich nicht aus Scham versteckt oder versucht, sich anzupassen, sondern eines, in dem sie sich auf ein Leben mit Sinn und Zweck zubewegt, in dem sie ihre Stimme erheben und um die Unterstützung bitten kann, die sie braucht, um ihren einzigartigen Beitrag für die Welt zu leisten. «

NÜTZLICHE WERKZEUGE

Freude manifestieren

Die folgenden praktische Tools sind hilfreich, um Sorgen und Ängste hinter sich zu lassen und mehr Freude im Alltag zu erfahren.

Den Einflussbereich kennen

Zu Beginn dieses Kapitels ging es um das Konzept des Kontrollbereichs in der Philosophie des Denkens (siehe S. 159), das in der Positiven Psychologie um einen Einflussbereich erweitert wurde. Oftmals können Ängste, Sorgen oder Befürchtungen, die außerhalb unserer Kontrolle liegen, die Fähigkeit, Freude zu empfinden, beeinträchtigen. Indem man erkennt, dass man Dinge, die außerhalb der eigenen Kontrolle liegen, nicht ändern kann und seine Energie auf das konzentriert, was man beeinflussen kann, kann man dem Erleben von Freude näher kommen. Wie sieht dein Einflussbereich aus? Nimm dir einen Moment Zeit, um alle Ängste, Sorgen oder Befürchtungen aufzuschreiben, die dich daran hindern, Freude zu empfinden. Teile sie dann in Dinge innerhalb und außerhalb deines Kontroll- oder Einflussbereichs ein.

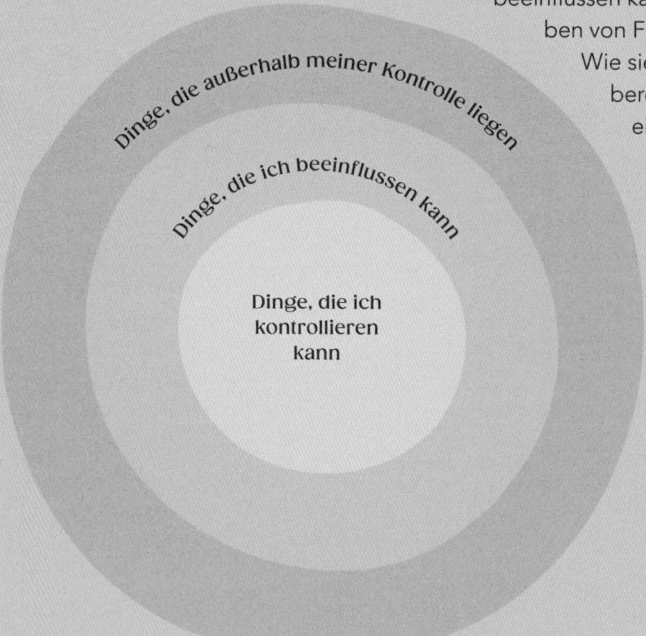

Wertmarkierung und Manifestation

Dr. Tara Swart ist Neurowissenschaftlerin und Autorin von *The Source*, einem Buch über die Manifestation unserer Wünsche. Sie spricht über das Konzept der »Wertmarkierung«, das dabei hilft, Wünsche in die Realität umzusetzen.

Indem man seine Wünsche in einem Aktions- oder Visionboard visuell darstellt, signalisieren wir dem Gehirn, worauf es sich konzentrieren soll. Das retikuläre Aktivierungssystem (RAS), der Teil des Gehirns, der Ziele priorisiert, wird aktiviert.

Es ist also kein Zufall, dass man das Gefühl hat, dass plötzlich jede Zeitschrift Artikel über italienische Kurzurlaube enthält, sobald man einen Urlaub in Italien buchen will. Das Gehirn fokussiert sich auf unsere Wünsche, um bei deren Erfüllung zu helfen. Dr. Swarts Arbeit hat dazu beigetragen, dass das Prinzip der Manifestation von der neurowissenschaftlichen Gemeinschaft anerkannt wird.

Ein Visionboard erstellen

1. ***Überlege, wie du visualisieren möchtest.***
   Es können Wörter, Zeichnungen oder Fotos sein.

2. ***Denke über deine Wünsche nach.***
   Notiere sie, damit du sie nicht vergisst.

3. ***Sammle Material.***
   Trage alles zusammen, was deiner Vision nahekommt.

4. ***Erstelle dein Board.***
   Nutze Wörter, Zeichnungen, Bilder oder Diagramme.

5. ***Habe Spaß damit.***
   Lasse dein Visionboard mit dir wachsen und sich verändern.

Definiere deine Grundwerte

Ein wirkungsvoller Weg, Erfüllung zu finden, besteht darin, seine Grundwerte zu erkennen und zu verstehen, dass sie die treibenden Kräfte im Leben sind. Werden sie nicht erfüllt, ist die Wahrscheinlichkeit hoch, dass man auf einem instabilen Fundament steht. Eine einfache Übung besteht darin, 15–20 Grundwerte (siehe Beispiele gegenüber) aufzulisten, wie Ehrlichkeit, Verbundenheit, Kreativität, Gerechtigkeit und Wachstum. Denke nicht zu viel darüber nach, sondern notiere, was dir spontan in den Sinn kommt. Wähle dann die fünf Werte aus, die dir im Moment am meisten zusagen, und nutze sie als Orientierung für wichtige Entscheidungen in deinem Leben. Frage dich:

- Welche meiner fünf Grundwerte lebe ich derzeit und welche nicht?
- Werden die Werte zwar eingehalten, aber heruntergespielt, welche Schritte kann ich unternehmen, damit sie eine wichtigere Rolle in meinem Leben spielen?
- Was verhindert, dass ich Grundwerte, die ich derzeit nicht lebe, in meinem Alltag verwirklichen kann?

Wenn man die eigentliche Ursache für seine Frustration, Intoleranz, Ungeduld oder seinen Groll gegenüber dem Leben identifiziert, erkennt man, wo man mehr Klarheit und neue Grenzen braucht. Wenn beispielsweise deine Werte Kreativität und Verbundenheit eine zu kleine Rolle in deinem Leben spielen, könntest du dich nach entsprechenden Kursen umsehen.

Authentizität

Abenteuer

Schönheit

Erfolg

Balance

Leidenschaft

Heraus-
forderung

Kompetenz

Kreativität

Verbundenheit

Fairness

Glaube

Teilhabe

Bestimmung

Ehrlichkeit

Wachstum

Vertrauen

Humor

Offenheit

Güte

Selbst-
respekt

Spaß

Weisheit

Reichtum

Stabilität

Frieden

Sprich offen über deine ADHS

Vielleicht ist dir aufgefallen, dass mit der Diagnose oder dem Bewusstsein für ADHS die »Maske gefallen« ist und deine für ADHS typischen Eigenschaften stärker zum Vorschein gekommen sind? Vielleicht hattest du den Mut, mit Familie und Freunden über deine Symptome von ADHS zu sprechen? Offen über ADHS sprechen zu können, ist für viele eine große Erleichterung.

Übe Dankbarkeit

Dankbarkeit kann helfen, die Dinge im Leben zu erkennen, die bereits ein Gefühl von Sinnhaftigkeit und Zufriedenheit vermitteln. Vielleicht bist du gerade nicht zufrieden mit deiner Arbeit, hast aber einen wunderbaren Freundeskreis, dem du dich verbunden fühlst? Könntest du dankbar dafür sein, dass du Erfüllung in deinem sozialen Leben findest und akzeptieren, dass deine Karriere gerade nicht dein Fokus ist? Es ist absolut okay, wenn nicht alles im Leben perfekt läuft.

ZEIT ZUM REFLEKTIEREN

Notiere, wofür du gerade dankbar bist. Denke nicht zu viel darüber nach, deine ersten Einfälle reichen aus – es kann alles sein, von der heißen Tasse Kaffee bis hin zur Dankbarkeit für die Hilfe einer engen Freundin. Wie fühlst du dich, wenn du über diese Dinge nachdenkst?

Strategien für die Zukunft

Freude ist ein wunderbarer, lebensbejahender Zustand und ich wünsche dir, dass du Freude empfindest. Du verdienst sie und all das Glück und die Zufriedenheit, die sie bringt. Diese abschließenden Gedanken sollen dir helfen, deinen Weg zur Erfüllung zu finden.

- Definiere deine Grundwerte und suche dann aktiv und gezielt nach neuen Wegen, diese in den Alltag, die Karriere, Familie und Beziehungen zu integrieren.
- Erkenne die kleinen Aktivitäten, die dich mit Freude erfüllen, die Menschen, die dir Freude bereiten, und die Meilensteine des Alltags, die dir Momente der Freude bescheren.
- Visuelle Erinnerungen sind eine große Hilfe. Drucke dir eine »Freudeliste« aus und bewahre sie dort auf, wo du sie jeden Tag sehen kannst. Sie kann helfen, im Alltag bewusstere Entscheidungen zu treffen und nicht auf den freien Tag warten zu müssen, um Freude zu finden. Ein kleiner Moment der Freude pro Tag hat eine viel positivere Wirkung.
- Sei offen für Wachstum und neue Möglichkeiten. Das Leben ist ein unvollendetes Projekt, an dem man wachsen kann. Dabei ist es völlig in Ordnung, Fehler zu machen.

ZEIT ZUM REFLEKTIEREN

Die Natur bereitet mir große Freude: Frische Luft einatmen, die Natur genießen und mich einfach draußen bewegen – das sind meine Methoden, Dinge zu verarbeiten. Ich weiß, das ist nicht jedem möglich, aber versuche, einen Ort zu finden, der dich mit Freude erfüllt und der zugänglich und kostenlos ist. So werden bestimmte Neuronen aktiviert und man lernt, auch in kleinen Dingen Freude zu finden, bei einer Kuscheleinheit mit dem Hund, einem Telefonat mit einem Freund – es liegt ganz bei dir.

KAPITEL 10

Das Leben vereinfachen

Wir sind fast am Ende unserer gemeinsamen Reise angelangt und ich möchte noch einmal betonen, dass der Weg zu Ruhe, Akzeptanz und Erfüllung nicht gerade verläuft. In diesem letzten Kapitel sprechen wir darüber, wie du dein Leben vereinfachen kannst, damit du trotz der Herausforderungen, denen du dich täglich stellen musst, zu innerem Frieden und Selbstakzeptanz findest.

DAS PROBLEM

Der innere Kampf

Das überarbeitete, nach Dopamin lechzende Gehirn von Menschen mit ADHS benötigt sehr dringend Regulierung und Ruhe. Doch diese können gerade Betroffene nur schwer auf natürliche Weise erlangen.

Wenn du ADHS hast, kennst du wahrscheinlich den inneren Lärm und das Chaos, die dich oft erschöpft und energielos fühlen lassen. Konzentration, Impulsivität, Planung, Zeitmanagement, Priorisierung, Motivation, Umsetzung und Gedächtnis stellen für Menschen mit ADHS aufgrund ihrer neurodivergenten Gehirnstruktur und der Hormone besondere Herausforderungen dar. So sehr sie sich auch nach Struktur, Ruhe und Einfachheit sehnen, es fällt ihnen schwer, sie zu erreichen.

Einer der wirksamsten Wege, um mit ADHS umzugehen, ist, das Leben bewusst zu reduzieren und zu vereinfachen, wo immer es geht, egal ob zu Hause oder im Beruf. Ich lebe oft nach dem folgenden Mantra: Wie kann ich diese Situation vereinfachen, um Überforderung und Angst zu reduzieren?

Das Leben zu vereinfachen und offen für neue Lebens- und Arbeitsweisen zu sein, ist möglich, wenn Frauen mit ADHS über das hinausdenken, was ihnen als »richtig« beigebracht wurde. Indem sie das, was ihnen gesagt wurde, ignorieren und verlernen, können sie einen Großteil des Ballasts abwerfen, der sie bisher ausgebremst hat. Die neu gewonnene Perspektive können sie dann nutzen, um den unrealistischen Ansprüchen, die sie an sich haben, offen zu begegnen und ihre perfektionistischen Erwartungen an sich selbst aktiv zu reduzieren.

ERFAHRUNGEN

Vor der Diagnose fühlte ich mich ständig überfordert. Die Wechseljahre machten es nicht gerade besser. Ich fragte mich, wann ich endlich lernen würde, organisiert zu sein. Dabei halten mich Außenstehende für eine der organisiertesten Personen!

Tanya, 49

DIE ERKLÄRUNG

Warum wir kämpfen

Im Folgenden geht es um die Herausforderungen von ADHS, die es oft so schwer machen, die notwendigen Änderungen einzuführen (und beizubehalten) und so das Leben zu vereinfachen.

Der tägliche Wahnsinn

Menschen mit ADHS haben oft Schwierigkeiten mit der exekutiven Funktion des Gehirns. Darum fällt es ihnen nicht leicht, ihr Leben zu vereinfachen. Es fällt ihnen schwer, Aufgaben zu priorisieren und zu erledigen, Entscheidungen zu treffen und eine Routine einzuhalten. Auch das Arbeitsgedächtnis leidet oft darunter, sodass sie wichtige Dinge und Termine verpassen. All dies kann das Leben in einer neurotypischen Welt anstrengend und chaotisch machen. Wenn sie diese Unterschiede erkennen und mit Selbstmitgefühl darauf eingehen, wird das Leben ruhiger, müheloser und einfacher.

Die Dopamin-Achterbahn

Der Zusammenhang zwischen dem Wohlfühlhormon Dopamin und ADHS ist bekannt. Menschen mit ADHS haben zu wenig Dopamin oder Schwierigkeiten, den Dopaminspiegel zu regulieren. Dies kann zu Niedergeschlagenheit, Suchtverhalten, Impulsivität, Reizbarkeit, Konzentrationsschwäche und mangelnder Motivation führen.[53] Wenn du ADHS hast, kennst du vielleicht die Dopamin-Achterbahn. An manchen Tagen wird man mit Dopamin überflutet, sodass man sich zu viel vornimmt. 24 Stunden später sinkt der Dopaminspiegel und man hat weder Lust noch Energie, die Pläne, die man gemacht hat, umzusetzen.[54] Die Tatsache, dass Menschen mit ADHS oft zu Dingen Ja sagen, für die sie weder Zeit noch Energie haben, führt zu Chaos und Überforderung. Das Erkennen dieser dopaminbedingten Höhen und Tiefen ist der erste Schritt, das Leben zu vereinfachen.

Der Umgang mit Dopamin

NICOLE VIGNOLA, Neurowissenschaftlerin, Autorin und Referentin

» *Dopamin ist nicht der einzige Neurotransmitter, der bei ADHS eine Rolle spielt, aber es ist eine der wichtigsten Antriebskräfte. Dopamin hilft uns beispielsweise, den Zeitablauf richtig einzuschätzen. Wenn du Spaß hast, vergeht die Zeit wie im Flug? Das liegt am hohen Dopaminspiegel. Eine Funktionsstörung des Dopaminsystems kann dazu führen, dass wir die benötigte Zeit entweder unter- oder überschätzen – einer der Gründe, warum Menschen mit ADHS oft kein gutes Zeitmanagement haben.*

Außerdem ist Dopamin der Botenstoff für belohnungsbasiertes Lernen. Kennst du das Gefühl, wenn du dich freust, weil du etwas richtig machst? Dabei wird Dopamin freigesetzt und diese positive Verstärkung hat einen kumulativen Schneeballeffekt. Wir müssen deshalb unsere Aktivitäten mit Bedacht wählen.

Ein bewährter Trick von mir ist, morgens nicht sofort zum Handy zu greifen, denn das treibt den Dopaminspiegel stark in die Höhe. Das Gehirn möchte diesen Dopaminspiegel den ganzen Tag über halten oder noch erhöhen, was dazu führt, dass ich um drei Uhr nachmittags wie ein Junkie durch die sozialen Medien scrolle.

Ebenfalls empfehle ich, die Handynutzung spät in der Nacht einzuschränken. Untersuchungen zeigen, dass die Bildschirmnutzung nach 23 Uhr einen Bereich des Gehirns namens Habenula beeinflusst, der die nächtliche Dopaminaktivität steuert. Künstliches Licht in Zeiten, in denen dein zirkadianer Rhythmus Schlaf signalisiert, stört diesen Prozess. Diese Störung unterdrückt die Dopaminproduktion und führt zu einem niedrigeren Dopaminspiegel über Nacht, was sich negativ auf Stimmung und Motivation auswirken kann. Es ist wichtig, dass du mit deinem Körper zusammenarbeitest, um deinen Dopaminspiegel zu regulieren. Wenn du das tust, wirst du die positiven Auswirkungen in vielen Bereichen deines Lebens spüren. «

SELBSTHILFE

Weniger ist mehr

Welche einfachen Schritte können Frauen mit ADHS unternehmen, um ihr Leben leichter zu bewältigen und den Geist zu beruhigen? Hier sind meine besten Strategien.

Im Kopf und zu Hause Platz schaffen

Ich habe festgestellt, dass ein Leben mit weniger Besitz und mehr Kontrolle und Verantwortung für meinen Besitz mein Leben verändert. Das Zuhause zu entrümpeln wirkt regulierend und beruhigend auf Geist und Seele, denn es reduziert die Reizüberflutung.

Eine Möglichkeit, Platz zu schaffen, ist Dinge gegen Erinnerungen einzutauschen. Weltlicher Besitz ist weniger wichtig als Verbundenheit, schöne Momente und Erinnerungen. Das Pflegen von Beziehungen kann das Dopamin ersetzen, das wir früher beim Shoppen und Scrollen bekommen haben. Zuerst muss man erkennen, auf welche ungesunde Weise man nach Dopamin sucht, bevor man es durch gesündere Strategien ersetzen kann.

Menschen und Situationen aussortieren

Um das Leben zu vereinfachen, sollten Frauen mit ADHS nicht nur ihre Umgebung betrachten, sondern auch die Menschen und Situationen, die sie ängstlich und nervös machen. Jetzt, da du ADHS als das erkennst, was es ist, kannst du deine Entscheidungen mit mehr Integrität und tieferem Verständnis hinterfragen.

Gehe den Dingen bewusst auf den Grund. Denke darüber nach, wie du dein Leben verkomplizierst. Vielleicht sagst zu oft Ja oder gründest dein ganzes Selbstwertgefühl auf deine Produktivität. Lädst du dir zu viel Arbeit auf, um die externe Bestätigung zu erhalten, die du als Kind nie bekommen hast? Betreibst du People Pleasing und setzt keine Grenzen, um dich akzeptiert zu fühlen? Was ist der tiefere Grund dafür, dass du diese ständige Geschäftigkeit und diesen Lärm in deinem Leben haben willst, und was hindert dich daran, Erfüllung, Zufriedenheit und Glück auf ruhigere und weniger chaotische Weise zu finden? Vielleicht bist du noch nicht bereit, dich von all den überflüssigen Themen und Dingen deines Lebens zu verabschieden, denn sie bereiten dir auch Freude und Spaß? Aber allein das Erkennen der Konsequenzen dessen, was du auf dich nimmst, kann dir helfen, eine bessere Entscheidung zu treffen, wenn du das nächste Mal das Verlangen verspürst, deinem Leben noch mehr »Gerümpel« hinzuzufügen.

Ausruhen ist keine Schwäche

Früher wollte ich mein Leben mit verschiedenen Berufen, Hobbys, Verabredungen und Menschen füllen. Ich dachte, ich müsste alle Ideen umsetzen. Doch mein Nervensystem und mein Körper schrien nach Ruhe. Um mein Leben zu vereinfachen, musste ich mich vom »Tun« entfernen und mehr auf das »Sein« konzentrieren. Je besser ich die Community von neurodivergenten Menschen verstehe, desto mehr wird mir klar, dass wir weniger wie Arbeitsbienen und mehr wie Löwinnen sein sollten, die sich die meiste Zeit ausruhen und Energie tanken. So haben wir im Fall von großer und wichtiger Arbeit genug Reserven. Ausruhen ist keine Schwäche und kann sehr viele Ideen und Eingebungen schenken.

In Momenten der Auszeit habe ich die größten Geistesblitze. Ruhe ist mein größtes Kapital und das kann sie auch für dich sein. Programmiere deine Einstellung zur Ruhe neu und betrachte sie als den produktivsten Teil deines Tages.

ZEIT ZUM REFLEKTIEREN

Denke an eine Situation zurück, in der du dich ausgelaugt und erschöpft gefühlt hast, weil du dir unbewusst so viel aufgebürdet hattest. Was war der Grund dafür? Konntest du damit umgehen? Denke nun an eine Situation, in der du stark genug warst, um Nein zu sagen. Wie fühlte sich das an und was trug dazu bei? Ich vermute, du warst zumindest teilweise erleichtert und dankbar. Nutze solche Erinnerungen als Grundlage für zukünftige Entscheidungen.

NÜTZLICHE WERKZEUGE

Einfach leben

Hier findest du praktische Vorschläge, wie du deine Welt vereinfachen und vom Chaos zur Ruhe gelangen kannst, sowohl jetzt als auch in der Zukunft.

WAS?	WIE?
Einkaufen und Kochen	• Nutze Online-Shopping und speichere einen virtuellen Einkaufskorb mit Zutaten, die du immer wieder brauchst. • Führe auf dem Handy oder am Kühlschrank eine aktive Einkaufsliste. Halte Ideen für schnelle Rezepte bereit, die den Vorlieben deiner Mitbewohnerinnen entsprechen und nicht zu viel Zeit in Anspruch nehmen. • Verzichte auf lange Rezepte mit zu vielen Zutaten. Finde eine einfachere Alternative oder kreiere stattdessen eine eigene Version. • Nutze vorgeschnittenes oder tiefgekühltes Gemüse und gesunde Fertiggerichte wie Suppen oder Soßen.
Beruf	• Finde die Zeit, den Raum und die Routinen, in denen du dein Bestes geben kannst. Da immer mehr Unternehmen die Bedeutung von Vielfalt, Gleichberechtigung und Inklusion erkennen, werden auch neurodivergente Bedürfnisse häufiger erfüllt. • Zu viele unnötige Meetings, in denen immer wieder dasselbe Thema besprochen wird? Schlage freundlichere Optionen für neurodivergente Menschen vor, wie Meetings im Gehen, flexible Arbeitszeiten und die Erlaubnis von Kopfhörern und Zappelspielzeug.

WAS?	WIE?
Alltag	• Überlege dir am Vorabend, was dir den Morgen erleichtern könnte, und entwickle dann eine einfache, effektive und schnelle Morgenroutine. • Plane ungestörte Ruhephasen in deinem Terminkalender ein, wie Meditationsübungen, Entspannung, achtsame Bewegung oder Zeit in der Natur. • Achte auf Anzeichen eines Burn-outs. Sobald du sie wahrnimmst, ziehe dich von Verpflichtungen zurück. • Priorisiere einfache Selbstfürsorge: früh ins Bett gehen, Stretching, Zeit mit Freunden, Hobbys oder Freizeit. • Recherchiere nach anspruchsarmen Erziehungsoptionen, um den anhaltenden gesellschaftlichen Druck, die Anforderungen und Erwartungen zu reduzieren, die auf neurodivergenten Eltern lasten.
Finanzen	• Überprüfe, welche Verhaltensweisen dich in finanzielle Schwierigkeiten bringen. Deaktiviere beispielsweise deine Kreditkarte oder Schnellzahlungskonten, entferne Shopping-Apps von deinem Handy und melde dich von verlockenden Newslettern ab. • Lege einige grundlegende Parameter fest: Gönne dir täglich oder wöchentlich ein Zeitfenster von zehn Minuten, um die Websites deiner Lieblingsshops zu durchsuchen, aber halte dich an die von dir festgelegten Grenzen und Zeiten.

WAS?	WIE?
Freundschaft und Beziehungen	• Suche Gleichgesinnte und distanziere dich von unechten Freundschaften oder Aktivitäten. Sage Nein zu Dingen, die du nicht mehr in deinem Leben haben möchtest, wie toxische Freundschaften oder anspruchsvolle Beziehungen. Wenn du zu etwas Ja sagst, sei dir sicher, dass es ein klares Ja ist, ansonsten übe höfliches Ablehnen. • Verlasse anstrengende und zeitraubende WhatsApp-Gruppen. Bitte eine zuverlässige Person, dich zu benachrichtigen, wenn etwas Dringendes ansteht. • Überprüfe täglich deine Grenzen: Von wem, wie und wann werden sie überschritten? So erkennst du das rechtzeitig. Sobald du dich daran gewöhnt hast, deine Grenzen zu behaupten, ist es nicht länger ein schwieriges Gespräch, sondern eine Selbstverständlichkeit.
Haus	• Nimm dir einmal pro Woche vor, ein oder zwei Gegenstände aus dem Haus zu entfernen. Kleinere Aufräumaktionen sind leicht zu bewältigen und ersparen dir ein energieraubendes Wochenende am Müllcontainer.
Entscheidungen	• Suche bei jeder Entscheidung bewusst nach der einfachsten Option. Das kann sein, auf Reisen nur Handgepäck mitzunehmen, auf Freizeitaktivitäten zu verzichten oder komplizierte Systeme bei der Arbeit zu entfernen.

WAS?	WIE?
Geist	• Nimm dir jeden Tag etwas Zeit, um dich präsent zu fühlen. Das kann ein Spaziergang ohne Telefon sein, eine Autofahrt mit entspannender Musik oder ein Yoga-Kurs. • Schreibe deine Gedanken auf, verlagere so das Chaos nach außen und schaffe Raum für innere Ruhe. • Versuche, jeden Tag ein paar Minuten lang zu klopfen, um deinen Geist zu ordnen, Klarheit zu gewinnen und festsitzende Emotionen zu verarbeiten und loszulassen.
Zeit	• Erkenne, dass Zeit dein kostbarstes Gut ist. Wäge ab, was du loslassen kannst, um in deinem Leben mehr Raum und Zeit für Momente der Präsenz zu schaffen. • Bevor du zu irgendetwas Ja sagst, mache dir bewusst, wozu du dich verpflichtest. • Verbringe täglich fünf Minuten damit, dich von Konten und E-Mails abzumelden, die nur Zeit in Anspruch nehmen. • Lege dein Telefon außer Sichtweite, wenn du Zeit mit deinen Lieben verbringst. • Ersetze zeitraubende Gewohnheiten durch Aktivitäten, die dir wirklich Spaß machen. Wenn dir das Fitnessstudio wie eine lästige Pflicht vorkommt, suche dir eine andere Sportart, die dir Energie und Freude bringt.

Wähle die einfachste Option

Überlege, wie du in allen Lebensbereichen einen einfacheren Weg gehen kannst. Sieh dir die folgenden Beispiele an. Vielleicht kannst du etwas davon ausprobieren?

ANSTELLE VON		PROBIERE DAS
Penetrante WhatsApp-Gruppenchats, in denen versucht wird, Absprachen für große Gruppen zu treffen	→	Sende Personen direkt eine Nachricht und vereinbare ein Treffen zu einem Zeitpunkt und an einem Ort, der dir passt.
Das gesamte Haus oder den Kleiderschrank an einem Tag ausmisten	→	Wähle jeweils nur einen kleinen Bereich aus und führe überschaubare kleine Aufräumarbeiten durch.
Sich sorgen, wichtige Termine oder Jahrestage und den nötigen Geschenkekauf zu vergessen	→	Nimm dir einen Morgen Zeit und trage alle Termine in deinen Online-Kalender ein, mit Erinnerungen und Links zu E-Geschenkgutscheinen.
Das Gefühl, dass du einem Fitnessstudio beitreten musst, um Sport zu treiben	→	Entdecke unterhaltsame und für dich geeignete Möglichkeiten, dich zu bewegen, wie Trampolinspringen, Skaten, Boxen oder Gassigehen mit dem Hund.
Das Gefühl, besondere Familienausflüge planen zu müssen	→	Entscheide dich für Aktivitäten rund um dein Zuhause, wie Basteln, Backen, Gartenarbeit oder das Streichen eines Zauns.

Strategien für die Zukunft

Das Leben zu vereinfachen, klingt leicht. Doch dank des rastlosen, nach Dopamin strebenden Gehirns von Menschen mit ADHS kann sich das alles andere als leicht anfühlen. Die Vorteile von Veränderungen, die dein Leben ruhiger machen – sei es sensorisch, praktisch oder emotional – sind aber enorm. Hier sind einige abschließende Ideen, wie du ein Gefühl von Frieden und innerer Freiheit erreichen kannst.

- Erkenne die Kraft der Stille und Ruhe, um eine ruhige Umgebung zu schaffen, die nur dir gehört.
- Schaffe dir einen beruhigenden Zufluchtsort, sei es ein sauberes Auto, eine Küche oder ein Badezimmer mit ätherischen Ölen und Badesalzen.
- Umgib dich mit Menschen, Gegenständen und Energie, die dich aufbauen, stärken und erden. Sage dir, dass du das absolut Beste verdienst.
- Das Leben ist viel zu kurz, um sich ausgebrannt, erschöpft und dysreguliert zu fühlen. Schaffe dir Zeiten, in denen du dich selbst priorisierst und die Dinge anders machen kannst.

ZEIT ZUM REFLEKTIEREN

Welche Veränderungen kannst du jetzt oder in den kommenden Tagen vornehmen, um dein Ziel eines einfacheren Lebens zu erreichen?
Kannst du drei Dinge nennen, die du heute abbestellen möchtest?
Gibt es etwas, das sich anfühlt, als hättest du schon länger sein Ablaufdatum ignoriert?
Wo fühlst du dich intuitiv dazu berufen, mehr Einfachheit in dein Leben zu bringen?

Fazit

Vielen Dank, dass du dieses Buch gelesen hast. Ich hoffe, du hast darin Werkzeuge entdeckt, die dir auf deinem Weg mit ADHS helfen. Kehre jederzeit zu den entsprechenden Kapiteln zurück, wenn du bestimmte Strategien und Ideen suchst. Wie du weißt, geht ADHS mit wechselnden Stimmungen und Emotionen einher, um dich auf Trab zu halten!

In diesem Buch geht es nicht darum, Symptome von ADHS zu beseitigen. Das ist nahezu unmöglich. Ich hoffe jedoch, dass meine Anleitung dir mehr Klarheit, inneren Frieden, Selbstmitgefühl und – am wichtigsten – Selbsterkenntnis gebracht hat. Selbsterkenntnis ist die halbe Miete, wenn es darum geht, das Leben mit ADHS zu verbessern und die Auswirkungen der Symptome zu verringern, mit denen du den Großteil deines Lebens verbracht hast. Sobald du verstehst, warum du so denkst, fühlst und handelst, wie du es tust, wird alles andere einfacher.

Wenn bei dir die Diagnose erst später im Leben gestellt worden ist und du jahrzehntelang keine Ahnung von der unterschiedlichen Verdrahtung deines Gehirns hattest, hoffe ich, dass dir die Informationen in diesem Buch Vergebung für dich, Selbstliebe und außerdem alles andere vermittelt haben, was dir bisher nicht bewusst war.

Dein wahres Ich verstehen

Wie du jetzt weißt, kann sich ADHS bei jedem anders äußern, und Menschen mit ADHS sind mit unterschiedlichen Lebensumständen konfrontiert. Es kann Zeiten geben, in denen ADHS nur lästig ist, und andere, in denen sie allumfassend und lähmend ist – und das ist in Ordnung. Kritisiere dich nicht selbst, wenn du feststellst, dass das Leben plötzlich unkontrollierbar wird oder es dir schwerfällt, Veränderungen durchzuhalten, für die du hart gearbeitet hast. Der Schlüssel liegt darin, dir selbst etwas Liebe zu schenken, wenn du Probleme hast, und dich zu fragen, was du tun kannst, um wieder auf die richtige Bahn zu kommen. Oft genügt ein kleiner Schritt in die richtige Richtung, sei es ein Glas Wasser zu trinken oder ein zehn minütiger Spaziergang. Urteile nicht, sondern erkenne einfach an, dass du unter den aktuellen Umständen dein Bestes gibst. Es ist schwer, lang eingefahrene Muster aufzubrechen, und selbst wenn diese Muster schwierig und traumatisch waren, waren sie dir zumindest vertraut. Mit dem Bewusstsein für neue Möglichkeiten kann es dazu kommen, dass Beziehungen, Jobs, Freundschaften, Lebensstile und Denkweisen zerbrechen. Es kann erschreckend, aber letztlich auch befreiend sein, nicht zu wissen, was an ihre Stelle treten wird.

Dein Potenzial nutzen

Du befindest dich nun auf einem neuen und aufregenden Weg der Selbsterkenntnis und Selbstfindung. Mein Appell zum Schluss: Vertraue dir selbst. Vertraue darauf, dass du weißt, was das Beste für dich ist, und dass du die Fähigkeit hast, Entscheidungen zu treffen, die deinem Körper und Geist guttun. Betrachte dieses neue Verständnis von ADHS als Geschenk und nicht als Fluch. Höre auf die Weisheit deines Körpers und gib ihm Raum, mit dir zu kommunizieren. Höre auf, deine Gefühle, Wünsche und Bedürfnisse zu unterdrücken.

Erkenne, dass du wichtig bist und dass es in Ordnung ist, um Hilfe zu bitten. Auch wenn du dich vielleicht immer um andere gekümmert und dabei deine Träume aufgegeben hast, lass dieses Buch dir helfen. Lies es noch einmal, vielleicht in einem Bad mit ätherischen Ölen oder höre die Audioversion beim Spazierengehen, wann immer du dich selbst wertschätzen möchtest. Nimm dir Zeit, um zu heilen, zu verarbeiten und neu leben zu lernen, unter Bedingungen, die funktionieren und dich aufbauen, die dir Kraft und Motivation geben, dich wie die beste Version deiner selbst zu fühlen. Erkenne, dass du all das verdienst. Sei die Person, nach der du dich alle Jahre gesehnt hast, als dir nicht die Fürsorge, Liebe und Unterstützung zuteil wurden, die du gebraucht und verdient hast.

Fußnoten

1. Susan Young, Nicoletta Adamo und Bryndis Björk Ásgeirsdóttir et al.: *Females with ADHD*, BMC Psychiatry, 20, 404, 2020

2. Stephen Hinshaw, Elizabeth Owens und Christine Zalecki et al.: *Prospective follow-up of girls with attention-deficit/hyperactivity disorder into early adulthood*, Journal of Consulting and Clinical Psychology, 13. August 2012, 80(6), S. 1041–1051

3. IBS: Kedem S, Yust-Katz S, Carter D, Levi Z, Kedem R, Dickstein A, Daher S, Katz LH, *Attention Deficit Hyperactivity Disorder and Gastrointestinal Morbidity in a Large Cohort of Young Adults*, World J Gastroenterol, November 2020

Fibromyalgia: Ertan Yilmaz und Lut Tamam: *Attention-deficit hyperactivity disorder and impulsivity in female patients with fibromyalgia*, Neuropsychiatric Disease and Treatment, 2018, 14: S. 1883–18890

Chronic Fatigue Syndrome: *ADHD and Chronic Fatigue Syndrome: Understanding the Complex Relationship*, NeuroLaunch online, August 2024

Adrenal fatigue: Pin-Han Peng, Meng-Yun Tsai und Sheng-Yu Lee et al.: *Attention-Deficit/Hyperactivity Disorder, Its Pharmacotherapy, and Adrenal Gland Dysfunction*, International Journal of Environmental Research and Public Health, 25. Mai 2020, 17(10): 3709

Chronic pain: Eleanor Battison, Patrick Brown, Amy Holley und Anna Wilson, *Associations between Chronic Pain and Attention-Deficit Hyperactivity Disorder (ADHD) in Youth*, 11. Januar 2023, 10(1): 142

Migraines: Thomas Hansen, Louise Hoeffding und Lisette Kogelman et al.: *Comorbidity of migraine with ADHD in adults*, BMC Neurology 18, 147, 2018

Autoimmune conditions: Tor-Arne Hegvik, Qi Chen und Ralf Kuja-Halkola et al.: *Familial co-aggregation of attention-deficit/hyperactivity disorder and autoimmune diseases*, International Journal of Epidemiology, Bd. 51, Ausgabe 3, Juni 2022, S. 898–909

Postnatal depression and perinatal anxiety: Anneli Andersson, Miguel Garcia-Argibay und Alexander Victorin et al.: *Depression and anxiety disorders during the postpartum period in women diagnosed with attention deficit hyperactivity disorder*, Journal of Affective Disorders, Bd. 325, 15. März 2023, S. 817–823

ADHD and social anxiety: Ahmet Koyuncu, Erhan Ertekin and Çağri Yüksel et al.: *Predominantly Inattentive Type of ADHD Is Associated With Social Anxiety Disorder*, Journal of Attention Disorders, 19(10), 2015, S. 856–864

4. SV Faraone und H Larsson, *Genetics of attention deficit hyperactivity disorder*, Molecular Psychiatry 24, 2019, S. 562–575

5. Christian Jacob, Silke Gross-Lesch und Thomas Jans et al.: *Internalizing and externalizing behavior in adult ADHD*, ADHD Atten Def Hyp Disord, Bd. 6, 2014, S. 101–110

6. Isabel Schnorr, Anne Siegl und Sonja Luckhardt et al.: *Inflammatory biotype of ADHD is linked to chronic stress*, Translational Psychiatry, 14, 37 (2024)

7. Kelly Duffy, Keri Rosch und Mary Beth Nebel et al.: *Increased integration between default mode and task-relevant networks in children with ADHD is associated with impaired response control*, Developmental Cognitive Neuroscience, 22. Juni 2021, Bd. 50:100980

8. ebd.

9. Ellen Littman, PhD, *Rejection Sensitivity Is Worse for Girls and Women with ADHD*, Additude magazine, 5. Juni 2023, verfügbar unter: www.additudemag.com/rejection-sensitivity-women-adhd/

10. Naomi Eisenberger, Matthew Lieberman und Kipling Williams, *Does rejection hurt? An FMRI study of social exclusion*, Science, 10. Oktober 2003, 302(5643), S. 290–292

11. Daniel G Amen und Blake D Carmichael, *High-resolution brain SPECT imaging in ADHD*, Annals of Clinical Psychiatry 9(2), 1. Juni 1997, S. 81–86

12. Amy FT Arnsten, *The Emerging Neurobiology of Attention Deficit Hyperactivity Disorder*, The Journal of Pediatrics, 1. Mai 2009; 154(5):I-S43

13. Kazuhiro Tajima-Pozo, Miguel Yus und Gonzalo Ruiz-Manrique et al.: *Amygdala Abnormalities in Adults With ADHD*, Journal of Attention Disorders, Bd. 22, 10. März 2016

14. Naomi P Friedman und Trevor W Robbins, *The role of* prefrontal cortex in cognitive control and executive function, Neuropsychopharmacology, Bd. 47, 18. August 2021, S. 72–89

15. Charlie Elizabeth Culverhouse, *Kids with ADHD receive more »negative messages« than neurotypical kids*, Good to Know magazine, 15. Mai 2024

16. Olivia Guy-Evans, MSc, *Parasympathetic Nervous System (PSNS) Functions & Division*, Simply Psychology, 21. September 2023

17. Nicole Brown, Suzette Brown und Rahil Briggs et al.: *Associations Between Adverse Childhood Experiences and ADHD Diagnosis and Severity*, Academic Pediatrics, Bd. 17, 2017, S. 349–355

18. *What Happens to Your Nervous System While You Sleep*, Flowly, n.d.

19. Tracy Otsuka, *How to Break the Exhausting Habit of Revenge Bedtime Procrastination*, Additude magazine, 11. Juni 2024

20. Chun Shen, Qiang Luo und Samuel R Chamberlain et al.: *What Is the Link Between Attention-Deficit/Hyperactivity Disorder and Sleep Disturbance?*, Biological Psychiatry, 15. September 2020, 88(6): S. 459–469

21. Roberta D Brinton, Jia Yao und Fei Yin et al.: *Perimenopause as a neurological transition state*, Nature Reviews Endocrinology, 26. Mai 2015; 11(7), pp.393–405

Anne Caufriez, Rachel Leproult und Mireille L'Hermite-Balériaux, et al.: *Progesterone Prevents Sleep Disturbances and Modulates GH, TSH, and Melatonin Secretion in Postmenopausal Women,* The Journal of Clinical Endocrinology & Metabolism, Bd. 96, Ausgabe 4, 1. April 2011

22. Nisha Charkoudian und Jennifer Rabbitts, *Sympathetic nervous system and volume-regulatory hormones,* Physiology News Magazine, Winter 2010, Ausgabe 81

23. Natalie Pross, Agnès Demazières und Nicolas Girard et al.: *Effects of changes in water intake on mood of high and low drinkers,* PLoS One, 11. April 2014

24. Amy Paturel, *Bolster Your Brain by Stimulating the Vagus Nerve,* Cedars Sinai Blog, 21. März 2024

25. Marc Nornstein und Gianluca Esposito, *Coregulation: A Multilevel Approach via Biology and Behavior,* 31. Juli 2023, Children (Basel)

26. JS Kooij, *Hormonal sensitivity of mood symptoms in women with ADHD across the lifespan,* European Psychiatry, 19. Juli 2023

Bethan Roberts, Tory Eisenlohr-Moul und Michelle M Martel, *Reproductive steroids and ADHD symptoms across the menstrual cycle,* Psychoneuroendocrinology, 28. November 2018, S. 105–114

27. Anni Layne Rodgers, *We Demand Attention on the Elevated Risk for PMDD and PPD Among Women with ADHD,* Additude magazine, 21. Mai 2024

28. *ADHD Impairment Peaks in Menopause, According to ADDitude Reader Survey,* Additude magazine, 19. April 2024

29. Anni Layne Rodgers, *We Demand Attention on the Elevated Risk for PMDD and PPD Among Women with ADHD,* Additude magazine, 21. Mai 2024

30. *Closing the Women's Health Gap,* World Economic Forum and McKinsey Health Institute, Januar 2024

31. Benjamin Pollock, *Downplayed distress: Gaslighting in women's healthcare,* The Daily Free Press, 11. April 2023

32. Kate Whiting, *Women's health gap: 6 conditions that highlight gender inequality in healthcare,* World Economic Forum, 14. Oktober 2024

33. *Menopause: identification and management,* NICE guidelines [NG23], 12. November 2015 (aktualisiert am 7. November 2024)

34. *ADHD Impairment Peaks in Menopause, According to ADDitude Reader Survey,* Additude magazine, 19. April 2024

35. Jenna Fletcher, *What are the phases of the menstrual cycle?:* Medical News Today, 5. November 2019

36. Maxime de Jong, Dora Wynchank und Edwin van Andel et al.: *Female-specific pharmacotherapy in ADHD: premenstrual adjustment of psychostimulant dosage,* Front Psychiatry, Bd.14, 13. Dezember 2023

37. Ashley Eng, Urveesha Nirjar und Anjeli Elkins et al.: *Attention-deficit/hyperactivity disorder and the menstrual cycle: Theory and evidence,* Hormones and Behavior, Feb 2024; 158:105466

38. Bethan Roberts, Tory Eisenlohr-Moul und Michelle M Martel, *Reproductive steroids and ADHD symptoms across the menstrual cycle,* Journal of Psychoneuroendocrinology, Februar 2018, 88: S. 105–114

39. ebd.

40. ebd.

41. Razia Khammissa, Simon Nemutandani und Gal Feller et al.: *Burnout phenomenon: neurophysiological factors, clinical features, and aspects of management,* Journal of International Medical Research, 13. September 2022

42. Yugi Higuchi, Masatoshi Inagaki und Toshihiro Koyama et al.: *A cross-sectional study of psychological distress, burnout, and the associated risk factors in hospital pharmacists in Japan,* BMC Public Health, 8. Juli 2016, 16:534

43. Linda Walker (ADDA Editorial Team): *ADHD and Burnout in the Workplace: Still Much to Do,* Attention Deficit Disorder Association, September 2022

44. Razia Khammissa, Simon Nemutandani und Gal Feller et al.: *Burnout phenomenon,* Journal of International Medical Research, 13. September 2022

45. Virginie Mansuy-Aubert und Yann Ravussin, *Short chain fatty acids: the messengers from down below,* Frontiers in Neuroscience, 6. Juli 2023, Bd. 17

46. Kate Moryoussef, *Rising from ADHD Burnout: A Recovery Kit for Women,* Additude magazine blog, 8. Januar 2025

47. Dr. Arielle Schwartz, *Interoception: A Key to Wellbeing,* Center for Resilience Informed Therapy blog, 23. Mai 2022

48. Seda Kiraz, Sencan Sertçelik und Serap Erdoğan Taycan, *The Relationship Between Alexithymia and Impulsiveness in Adult Attention Deficit and Hyperactivity Disorder,* Turkish Journal of Psychiatry, Summer 2021; 32(2): S. 109-117

49. Karin Eberhard, *The effects of visualization on judgment and decision-making,* Management Review Quarterly, Bd. 73, S. 167–214 (2023)

50. P Šrámek, M Šimečková und L Janský et al.: *Human physiological responses to immersion into water of different temperatures,* European Journal of Applied Physiology, Bd. 81, S. 436–442 (2000)

51. Dan Pilat und Dr Sekoul Krastev, *Donald Hebb: Pioneer of Neuropsychology,* The Decision Lab, n.d.

52. Tony Robbins on X (ehemals Twitter): *Where focus goes, energy flows,* verfügbar unter: https://x.com/TonyRobbins/status/1536370847555809281

53. *How Dopamine Influences ADHD Symptoms And Treatment,* ADDA (Attention Deficit Disorder Association), 7. November 2024

54. Ellen Littman, PhD, *Never Enough? Why ADHD Brains Crave Stimulation,* Additude magazine, 21. August 2024

Register

Quellen

ADHS-Organisationen

Deutschland

ADHS Deutschland e. V.
(www.adhs-deutschland.de)

Deutsche Gesellschaft für Kinder- und Jugendpsychiatrie, Psychosomatik und Psychotherapie (DGKJP)
(www.dgkjp.de)

Österreich

Adapt Aufmerksamkeitsdefizit/Hyperaktivitätsstörungen
(www. adapt.at)

Multiprofessionelle Gesellschaft für ADHS in Österreich
(www.adhs-austria.at)

Schweiz

Schweizerische Fachgesellschaft ADHS
(www.sfg-adhs.ch)

Schweizerische Interessengemeinschaft ADHS (SIA)
(www.adhs.ch)

ADHS im Web

ADHS-Infoportal (www.adhs.info.de)

Begleitung neurodivergenter Kinder in Schule und Leben
(www.liniert-kariert.de)

ADHSpedia (www.adhspedia.de)

Das zentrale ADHS-Netz (www.zentrales-adhs-netz.de)

Ratgeber ADHS (www.adhs-ratgeber.com)

Neurologen und Psychiater im Netz
(www.neurologen-und-psychiater-im-netz.org)

Nationale Kontakt- und Informationsstelle zur Suche, Anregung und Unterstützung von Selbsthilfegruppen
(www.nakos.de)

ADHS-Literatur

Barkley Russell A., Christine M. Benton: *Das große Handbuch für Erwachsene mit ADHS*. Hogrefe 2017.

Boerger Angelina: *Kirmes im Kopf: Wie ich als Erwachsene herausfand, dass ich AD(H)S habe*. KiWi-Paperback 2023.

Borg Skoglund Lotta: *Mädchen und Frauen mit ADHS: Überraschend anders. Von Pubertät bis Menopause: Wie Frauen in jeder Lebensphase ihr volles Potential ausschöpfen*. Trias 2025.

Borms Gil, Stes Steven, Van Den Heuvel Ria, Jänicke Bärbel: *Chaosqueen und Traumtänzer: Ein Ratgeber für Erwachsene mit ADHS*. Patmos 2023.

Carl Christine et al.: *Die Welt der Frauen und Mädchen mit AD(H)S: Warum sie so besonders sind und was sie stark macht*. Beltz 2020.

Edel Marc-Andreas, Vollmöller Wolfgang: *Aufmerksamkeitsdefizit-/Aktivitätsstörung bei Erwachsenen*. Springer-Verlag 2005.

Haible-Baer Nina und Kirsch Peter: *Alles nach Plan. ADHS im Erwachsenenalter meistern. Mit Online-Materialien*. Beltz 2012.

Hallowell Edward M.: *ADHS einfach erklärt*. Dorling Kindersley Verlag 2024.

Horlitz Tina und Schütz Astrid: *ADHS: Himmelweit und unter Druck: Ressourcen und Stressbewältigung für betroffene Erwachsene und Jugendliche*. Springer-Verlag 2015.

Lachenmeier Heiner: *Mit ADHS erfolgreich im Beruf: So wandeln Sie vermeintliche Schwächen in Stärken um*. Springer-Verlag 2012.

Maté Gabor: *Unruhe im Kopf: Über die Entstehung und Heilung der Aufmerksamkeitsdefizitstörung ADHS*. Unimedica 2021.

Neuhaus Cordula: *Lass mich, doch verlass mich nicht: ADHS und Partnerschaft*. dtv Verlag 2005.

Neuy-Lobkowicz Astrid: *ADHS – erfolgreiche Strategien für Erwachsene und Kinder*. Klett-Cotta 2023.

Neuy-Lobkowicz Astrid: *Habe ich AD(H)S: …und wenn ja, was mache ich Gutes draus?* Gräfe und Unzer Verlag 2023.

Neuy-Lobkowicz Astrid: *Weibliche AD(H)S: Wie Frauen mit AD(H)S erfolgreich, selbstbewusst und stabil leben*. Kösel-Verlag 2024.

Niechzial Saskia: Ein Kopf voll Gold. Beltz 2024.

Philipsen Alexandra: *ADHS im Erwachsenenalter: Ein Praxismanual für Psychotherapie, Beratung und Coaching*. Kohlhammer Verlag 2025.

Ross-Child William L.: *Der stille Kampf: Der vollständige Leitfaden zur Bewältigung von ADHS bei Erwachsenen; neue, leistungsstarke Strategien zur Annahme von Neurodiversität, zur Selbstakzeptanz und zum Erfolg*. Nova Mundo 2022.

Ryffel-Rawak Doris: *ADHS bei Frauen – den Gefühlen ausgeliefert*. Hogrefe Verlag 2017.

Schön Katharina: *AD(H)S: Die versteckte Kraft in uns – die Reise vom Chaos zur Selbstakzeptanz*. Verlagshaus Stopfer 2023.

Simchen Helga: *AD(H)S – Hilfe zur Selbsthilfe*. Kohlhammer 2020.

Teichert Mina: *Bruchlandung auf Wolke 7 – Mit ADS und ADHS auf der Suche nach der ganz großen Liebe*. Eden Books 2019.

Teichert Mina: *Neben der Spur, aber auf dem Weg – warum ADS und ADHS nicht das Ende der Welt sind*. Eden Books 2018.

Über die Autorin

Kate Moryoussef ist Moderatorin des preisgekrönten und erfolgreichen Podcasts *The ADHD Women's Wellbeing*, Lifestyle- und Wellbeing-Coach für Frauen mit ADHS und EFT-Praktikerin. Im Alter von 40 Jahren wurde bei ihr ADHS diagnostiziert, daher kennt sie die besonderen Herausforderungen, denen Frauen gegenüberstehen, wenn sie ihr wahres Ich wiederentdecken und gleichzeitig mit ADHS zurechtkommen wollen. Mit über zwei Jahrzehnten Erfahrung kombiniert sie Erkenntnisse aus ihrem Leben, ihre Coaching-Expertise und ihre Qualifikationen, um Frauen mit ADHS-Diagnose zu mehr Bestätigung, Selbstmitgefühl und authentischer Selbstbestimmung zu verhelfen.

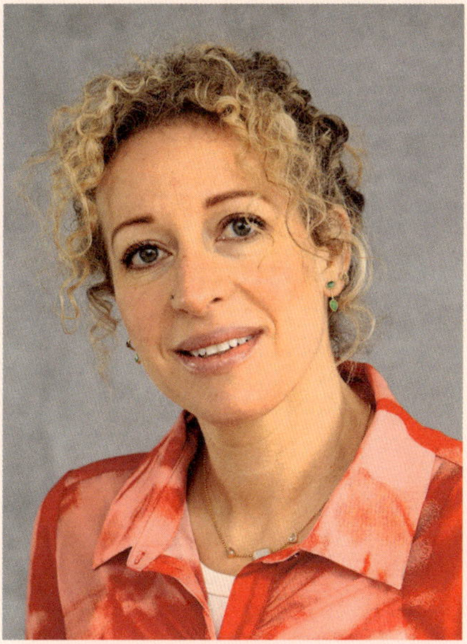

Fotografie von Ailsa Bee Photography

Dank

Vielen Dank an meine Agentin Jessica Killingley, die an mich geglaubt und mich meiner Buchschreibfee Lynda Cooper vorgestellt hat. Lynda, danke, dass du der einfühlsamste Schutzengel bist, den man sich wünschen kann. Elizabeth, deine Anleitung war so sanft und doch tiefgründig, und Jasmin, du hast mir geholfen, ein Buch zu redigieren und zu schreiben, auf das ich wirklich stolz bin.

Ohne meinen Podcast und die Einblicke, die ich von meinen Gästen oder meiner ADHS-Community für Frauen erhalte, wäre ich nicht hier – ich liebe euch und bin so dankbar für jede Minute, die wir zusammen verbringen.

Vielen Dank an meine Eltern – eure Liebe und Unterstützung haben mir geholfen, zu der Person zu werden, die ich heute bin. Worte können meine Dankbarkeit dir gegenüber nicht ausdrücken, Jamie. Mein Fels in der Brandung, mein Ein und Alles. Ohne deine unendliche Geduld, deine morgendlichen Tassen Tee, deine Freundlichkeit und Liebe wäre dieses Buch nie entstanden. Und schließlich geht mein größter Dank an Raph, Ruby, Tali und Libbie. Bei allem, was ich tue, denke ich an euch, und ich bin unglaublich stolz auf die Menschen, die ihr werdet. Euch zu lieben ist die schönste Aufgabe meines Lebens.

Dank des Herausgebers

DK dankt Lynda Cooper für die redaktionelle Unterstützung, Kathy Steer für das Korrekturlesen, den Fachleuten für ihre aufschlussreichen Beiträge und allen Frauen, die freundlicherweise ihre Erfahrungen mit ADHS mit uns geteilt haben.

Disclaimer

Weder der Verlag noch die Autorin bieten dem einzelnen Leser professionelle Beratung oder Dienstleistungen an. Die in diesem Buch enthaltenen Ideen, Verfahren und Vorschläge ersetzen nicht die Beratung durch eine medizinische Fachkraft. Alle medizinischen Angelegenheiten bedürfen der ärztlichen Betreuung. Weder die Autorin noch der Verlag haften oder sind verantwortlich für Verluste oder Schäden, die angeblich aus Informationen oder Vorschlägen in diesem Buch entstehen.

Hinweis zu Geschlechtsidentitäten

DK erkennt alle Geschlechtsidentitäten an und ist sich bewusst, dass das bei der Geburt aufgrund der Geschlechtsorgane zugewiesene Geschlecht möglicherweise nicht mit der eigenen Geschlechtsidentität übereinstimmt. Menschen können sich selbst als jedes Geschlecht oder auch ohne Geschlecht identifizieren (einschließlich, aber nicht beschränkt auf das einer Cis- oder Transfrau, eines Cis- und Transmanns oder einer nichtbinären Person). Da sich die Gendersprache und ihr Gebrauch in unserer Gesellschaft weiterentwickeln, überdenken wissenschaftliche und medizinische Gemeinschaften ihre eigenen Formulierungen kontinuierlich. In den meisten Studien, auf die in diesem Buch verwiesen wird, wird der Begriff »Frauen« für Menschen verwendet, deren Geschlecht bei der Geburt als weiblich zugewiesen wurde, und »Männer« für Menschen, deren Geschlecht bei der Geburt als männlich zugewiesen wurde.

DK | Penguin Random House

DK London
Redaktion und Lektorat Elizabeth Neep, Jasmin Lennie, Emily Cannings, Stephanie Jackson, Gaynor Sermon
Gestaltung und Bildredaktion Jordan Lambley, Heather Blagden, Izzy Poulson, Maxine Pedliham
Herstellung Tony Phipps, Luca Bazzoli
Design und Illustrationen Hannah Naughton

Für die deutsche Ausgabe:
Projektbetreuung Silke Tauscher
Herstellungskoordination Arnika Marx
Herstellung Inga Reinke
Umschlaggestaltung Jürgen Katzenberger

Titel der englischen Originalausgabe:
The ADHD Women Wellbeing Toolkit.
Embrace your authentic self and harness your true potential

Übersetzung Karin Hofmann
Lektorat Dr. Nikola Schmidt

ISBN 978-3-8310-5315-5
5902-970985-24423-01

Druck und Bindung C&C Offset Printing, China

FSC www.fsc.org MIX Papier | Fördert gute Waldnutzung FSC® C018179

www.dk-verlag.de